# 愛的光源療癒

アルケヒーリング

修復轉世傷痛的 水晶缽冥想法

內山美樹子 MIRA —— 著

洪玉珊 —— 譯

# 目錄

【推薦序】

# 被愛撫觸的靈魂，才懂得停止無明的追逐

當日本 Mira 老師敲擊「水晶缽音頻」，經由音頻環繞著我的時候，沒想到，她也同時透過「愛的光源療癒」在閱讀我的「前世今生」……近年，有越來越多「新時代心身靈療癒法」，希望能協助更多人解開「潛意識束縛&集體意識制約」，最顯而易見的傳統制約就是男尊女卑、失衡的權威傾斜，在大部分人的潛意識中，一代傳承給下一代。看似堅強與爭取各種平等協定的新時代女性，在內心深處可能依然希望能遇到堅強肩膀，同時自己還能夠是溫柔小女孩；而新時代男性，爲了滿足外界對於男子氣概的期待，以及能夠同時成爲體貼新好男人，也不斷倍感壓力！於是在這時代中的男男女女，如果未能深入「認識自己&找回自己」，將會陷入「多重壓力擠壓&被投射的框架」，因爲我們可能正在「被集體暗示&催眠」。

若總覺得生活中少了些什麼，千篇一律不知所云地忙碌，很有可能是我們遺忘了自己的「心」，所以我們被慣性的「頭腦安全感」推著走，覺得所有決定與規劃，都必須符合自己「理想中的完美期待」。但是，所謂「理想中的完美期待」，有沒有可能落入一種「集體暗示&制約」？也就是我們的想法，很有可能是因為「不夠認識自己」，而被奪走「選擇權」後的「人云亦云&完美樣板追逐」。

Mira 老師的「天賦能力」，是協助有緣朋友「重新找回自己，回到愛的頻率」。在幾年前身邊粉絲朋友牽線下，經由無形的「天使聖團」協助，我在能量閱讀中，發現 Mira 老師的身心靈能量場，帶著「純粹&愛的光芒」，當時立即躍躍欲試，請 Mira 老師經由水晶缽音頻，為我帶來「愛的光源療癒」。

坊間新時代能量療法的「水晶缽」演奏，本就擁有一定的「音頻療癒頻率」，然而 Mira 老師真正獨樹一格的，是在水晶缽演奏同時，更會在其中連接「愛的源頭」，進行「愛的光源療癒」，就算當時手邊沒有攜帶水晶缽，僅僅只是透過「手部觸摸」，也可以進入「靈魂療癒&解開累世印記」。

接受過幾次 Mira 老師「愛的光源療癒」，我才發現原來我的內在和靈魂累世蘊藏如此多的秘密和潛能！這些阿卡西記錄，前世今生資訊，也不斷交叉被其他靈性大師印證！原來我曾經在亞特蘭堤斯時代，扮演過力量的守護者，也曾經因爲不能守護摯愛的一切，而選擇自我放逐，墜入黑暗……

我記得第一次接受「愛的光源療癒」時，第一聲傳過來的水晶缽音頻，是進入我的「心輪」！在我躺著聆聽水晶缽樂聲和感受「愛的光源療癒」過程中，將近一個小時左右，不同的聲音和能量，流動在我身體的上上下下。我感受到胸口有一些阻塞開始「化解」，就像是音波震動，不斷地溶解我心輪的淤塞感受。「水晶缽音頻&光的能量」交叉不斷運作著，有比較高頻的音波和光波，會在我的頂輪和眉心輪流通，而比較厚實的音波和光波，則會在我的太陽神經叢和海底輪運作著！

我事後向Mira老師描述那樣的感覺，我說我就像是一件衣服，被放到「光的河流」裡面洗滌。靈魂的這件衣服上面，可能曾經因爲一些事件感受，逐漸沾染一些灰塵，也可能滴到醬油，也可能沾到了哇沙米……而在她的「水晶缽音頻&愛的光源療癒」一聲聲共振下，就像是光的河流協助我不斷地「清洗」衣服，如同《光的課程》，開始清理我靈魂累世「自我和曾經的執著」。我也感受到，這位日本療癒師Mira，非常眞誠地帶著一股「純淨的愛」，透過水晶缽聲音&能量光波，不斷傳導過來！

將近一個小時不間斷的水晶缽，偶爾稍微回過神的我，會感受到她滿滿的用心，那個在靜靜演奏、進行療癒的她，如此努力專注做這一件事，爲一個素昧平生的人，如此「眞誠用心」進行能量療癒祝福，我感到心裡暖暖的……

在整場水晶缽「愛的光源療癒」裡，我感受到很多的身心靈層次，不斷地被能量洗滌著，而在要結束之前，我感受到進入「一片光海」，在那能量之海裡，是無限的平靜和遼闊……

「愛的光源療癒」結束後，透過日本翻譯，Mira老師也跟我解釋她爲我做了哪些「療癒」。其中有一個部分，我眞的覺得她「超準的」！她說，她爲我進行了「祖先父親輩」的能量療癒，協助我釋放我祖先某一個部分的特定糾結，協助我卸除「男性權威&逞強尊嚴」更深處的糾結矛盾，她也協助我釋放我這一生「小時候的創傷印記」。

她說，在水晶缽聲音傳導的過程中，她感受到我小時候其實是很辛苦的。她發現我小時候很害怕被傷害，所以當時的個性小心翼翼，然而，我之所以在小時候選擇這樣的體驗過程，是因爲我的靈魂想要更快地知道「愛」是什麼，並經由這一份體驗，以及這一路的磨難，可以讓自己的心強壯，讓長大之後所給出的靈性服務力量，可以帶來更不一樣的創造。她說在水晶缽療癒時，協助我釋放「追求成爲『正常人』的不自信」。

聽到她的「療癒感知」，我眞的覺得她好通透！好厲害！畢竟當時我們從來沒有見過面，她也根本不知道我小時候的成長歷程，她只是專注在她的水晶缽，居然就可以知道我的這些過程……她的超感知解讀和用心眞誠，讓我在心裡很欽佩她！並協助我釋放「原生家庭&祖先業力&靈魂制約」。

而當我有榮幸，在第一時間閱讀這本「愛的光源療癒」，一起省思每一個眞實個案所記錄下來的靈魂旅程，我突然很欽佩每一個靈魂的偉大和不屈不撓！縱使曾經陷落在許多生生世世的苦難中，依然記得不斷追尋曾經來自源頭的記憶：「愛」！

在一位印度大師的解讀中，據說「這一世」將是「Mira 老師的最後一世」，同時根據日本能量單位檢測，閱讀本書《愛的光源療癒》後，能讓一個人的腦波放鬆並進入「深度冥想」，更能夠提升一個人「心靈磁場的振動頻率」。

相信能遇見 Mira 老師，都是我們在當下想爲自己靈魂帶來覺醒的禮物！我們可以越過「潛意識束縛&集體制約框架」，卸除我們以爲的面具或角色，更眞實自在地活出自己，回到愛的頻率。

祝願，有緣的朋友，都能在這本書的啓發中，一起來到更自在的幸福與平安，並在回歸愛的旅程上，都懂得爲自己的心與靈魂，帶來「愛的光源療癒」！

祝福

在光源療癒中 成爲愛

平安喜樂 常駐每一天

天使能量屋 傑克希

# 自序

我是一位水晶缽演奏家暨能量療癒師，我將在書中分享我透過冥想進行療癒時看見的景象，以及在許多人的輪迴轉世中，幾則與前世相關的愛的物語。我也會介紹療癒之道、在日常生活中也能實施的自我療癒（self healing，自己為自己療癒）和冥想方法。

我們是爲了學習和分享人生的重大課題之一——無條件之愛與無償的慈愛，而來到這個世界。我們反覆地輪迴轉世，不斷與許下約定的人相遇又別離，學習我們應該彼此互相學習的事物，期許有朝一日能完成這趟學習之旅。無論是親子、夫婦、兄弟、姐妹、戀人、朋友、師生之間，愛都存在於各式各樣的關係之中。

我們透過與有緣人相遇，來學習諸多與輪迴轉世相關的事。我相信，當緊抓不放的恐懼以及與愛別離的感覺都轉變爲無條件之愛的時候，我們的意識就會上升到另一個層次，最終完成心靈輪迴轉世的旅程。

此外，慈愛之心能夠消除一生中反覆經歷的痛苦，減輕無意識造成的苦楚和障礙，讓生活獲得平靜。我也正一步一腳印在自己的旅程中前進。從今往後，我希望透過與人相遇，來學習新的觀點與智慧，自然而然踏上一條更好的道路。

本書從減輕他人的痛苦、對生命抱持希望、更加人性化且幸福生活的角度來介紹我在自己的人生旅程中獲得的普世智慧，並以我個人的看法來解釋佛教的概念。

我們想爲其他人進行療癒時，是以無條件之愛爲基礎，抱持一顆純粹的心，透過祈禱進行冥想，將自己奉獻給眼前的人——這就是療癒的基本方式。我認爲，透過這般純粹的祈禱式冥想，能夠將希望直接傳達給上天和宇宙，有時眞的會產生生命中的奇蹟。

我在三十多歲時，自然而然受到印度哲學的引導，前往南印度最南端的聖地科摩林角，並在西印度的冥想中心體驗了冥想、瑜珈與誦經。我不像大多數的日本人那樣隸屬於某個宗教，而是爲了了解各種文化和習俗，增進哲學與靈性，端正及淨化自己的心靈，去研習佛教、神道教、基督教與一部分的印度哲學。我自己的旅程是以能量療癒師及水晶缽演奏者的身分，在愛之祈禱的冥想中，持續爲數千人進行上萬回療癒。能量是看不見的，爲了讓各位更眞實地觀察能量，我會以波動和腦波的形式來說明。本書是根據我自己的看法撰寫而成，若您有不同的意見，非常歡迎分享指教，我將不勝感激。

我在療癒師的道路上前進時，不斷思考一個問題：「如何讓人的心靈與身體一起變得更好、更健康、更安穩，最終憑藉自己的力量感受到內心的平靜，開創快樂幸福的人生？」與許多人分享療癒的同時，也正在療癒我自己。我希望那些自然而然接觸到療癒的人，能夠從反覆經歷痛苦的人生中，提升至平靜、安心、快樂又幸福的生活。為了幫助與我相遇的人獲得幸福，我會繼續誠心地為人們進行療癒。

我也希望告訴那些在暗處中的人，只要走出黑暗，就能看見希望的光芒，我願意以愛之光照亮與我相遇之人的心靈。我相信，透過療癒與我相遇的人，一定是我在輪迴轉世期間結識的朋友或家人。我希望帶著相逢的喜悅，透過冥想與能量進行療癒，用我的一生來分享我的能力，將我的心意融入水晶缽的音樂裡傳播出去。

我為本書灌注了無條件之愛的能量，並附上閱讀本書前後的波動數據變化。若各位讀者能藉由本書、水晶缽的音樂或療癒來提升愛與幸福的振動，觀察人生如何自然產生變化，就是我最大的榮幸。

出版本書時，我得到許多台灣朋友和恩人的大力支持及鼓勵。如果不曾與您們相遇，這本書就無法問世。我由衷地感謝您們！僅向各位獻上滿滿的感激與愛。
願萬物眾生幸福。願我們的心靈和這個世界都能平和喜樂。

MIRA 内山美樹子

# 前言

## 關於輪迴轉世

首先，是否眞的有輪迴轉世呢？這一點長久以來都有人贊同或反對。許多基督徒認爲沒有輪迴轉世，佛教則相信有。了解佛教觀念的人都知道，今生與前世的因果息息相關並延續到來世，不斷進行輪迴轉世。伊斯蘭教沒有輪迴轉世的說法，但一些伊斯蘭教的宗派則有輪迴轉世的觀念。印度教與佛教發祥地的印度，以及歷史悠久的亞洲國家，這些文化都接受輪迴轉世的說法。我個人認爲確實有輪迴轉世的可能性相當高，這是因爲許多人在療癒前世的時候，他們的心靈狀態獲得非常大的改善。有些人在療癒前世時，甚至體驗到了連自己都大吃一驚的改變。

有一位生活優渥的女性，每當感覺肚子餓就會陷入恐慌，多年來都無法查明原因。爲了預防肚子餓，她的包包裡一定要隨時準備一些點心。我爲她進行療癒時，看見她的前世是一位經歷過戰爭的小女孩，她在戰爭中失去家人，每天都飢餓難耐地顫抖著，最後因此喪命。戰爭眞的很殘酷，它從根基上動搖了心靈的平靜，留下輪迴轉世也無法抹滅的深刻痛苦。當現世的某個時間點產生心理或生理上的壓力，或者遇到了在前世曾一起經歷過某些事的人，有些人就會強烈又鮮明地回憶起前世的感覺。我爲案主進行療癒，消除她的戰爭記憶，透過療癒時看到的景象來幫助前世的小女孩，向她傳遞愛之光和平靜與安心的能量。在這之後，案主空腹時就會陷入恐慌的情況就自然而然消失了。如今即使包包裡沒有準備點心，肚子餓時也能告訴自己「沒關係」，再從容地去購買食物。

我療癒過許多擁有前世戰爭記憶的人，幫助他們改善心靈狀態。許多人療癒前世之後，減輕或消除了焦慮與長年的負面情緒，精神壓力造成的失眠獲得改善，大幅緩解憂鬱症狀。療癒前世能帶來改善身心狀態的希望，我的工作就是探查內心的痛苦，讓心靈趨於平靜。我認爲，與其關注前世是否確實存在，更重要的是，透過療癒前世來拯救人們的心靈，減輕痛苦，讓身心都達到平靜安穩的狀態。重點是幫助那些與我相遇的人，擺脫長久以來連自己都不知道原因的苦痛，爲他們撥開纏繞在人生和內心的迷霧。

在我的冥想視界裡，我看見的轉世記憶不僅限於人類，還包括動物與植物，天界和地球以外的其他星球。我們帶著意識進行輪迴轉世時，因果的因所種下的業力種子（行為＝思想、語言、行動），與下一次轉世息息相關。我們根據前世行為的因果來選擇母親，從前世的祖先那裡繼承了遺傳基因。

根據繼承到的遺傳基因所夾帶的資訊，無論是消除前世業力的童年時期，或者在成長為大人之後，與具有同質性振動和前世因果的約定之人相遇，我們都將在反覆消除因果的過程中持續學習。與此同時，我們生生不息地傳遞生命，如今地球的世界人口已達77億人，每個人都在自己的人生中不間斷地學習，這就是人類的生存之道。

我們在現在、過去、前世都播下了各種因果的業力種子。除了好的種子，也在不知不覺中播下不良種子。無意識播下的不良種子導致今生的痛苦經歷，而好的種子也會為今生帶來美好體驗。

此外，我們還會把今生尚未萌芽或消除的好種子與壞種子都帶到下一次輪迴轉世，這種行為的能量不僅會顯現於今生，還會化為跨越輪迴轉世的記憶，存留在我們的能量場，於來世形成現象。

我們今生是為了完成何種學習、與何人相遇來了結尚未完成之事？都可以透過冥想與療癒來認識自己與注定要相遇的人。說不定除了明白自己能夠改變人生以外，還能知曉先前早已注定好的事。

我身為一名療癒師的首要任務，就是透過療癒來消除反覆痛苦的情緒和感受，讓案主的心靈獲得平靜及安寧。藉由整頓身心，盡量遠離在無意識時播下不良種子的情感與記憶。我協助案主用自己的力量，播下良好的業力種子，讓心靈達到平靜喜樂的狀態。

從印度教和佛教的觀念來看，法（良善行為、道德與生命的正道、倫理的規範）的實踐，是以基本粒子的型態留存於人類存在的能量場中，這股能量會吸引同性質的能量，形成名為結果的現象。良善行為的法，最終會自動改善人的一生，讓這段人生始終都獲得助益。

我自己既不完美也不特別，身為一名療癒師，我每天都透過冥想自我反省，為自己療癒。我同時也是一位實踐者，正在努力思考如何累積自己的良善行為，即使是不起眼的小事，也能為周遭的人和這個世界帶來幸福。我希望，與我相遇的人透過療癒一點一滴改善身心之後，不要過度依賴療癒和冥想，重要的是，在現實生活中為自己的人生而努力。正如第十四世達賴喇嘛所說：「幫助自己的人，正是你自己。」行動總是由您開始。您現在擁有的一切，很可能是您在過去和前世曾給予其他人的東西。

# 寫在輪迴轉世愛的物語之前

佛教說：「愛是通往開悟的道路。」爲什麼愛是開悟之道呢？

爲了這個重大課題，我們反覆輪迴轉世，不斷學習無條件之愛及無償的慈愛，直到完成彼此相互學習，與宇宙源頭之愛合而爲一。我希望那些生活在孤獨和痛苦中的人，能夠發現「無條件之愛」與「放手」這兩件事，坦然接受事物的本質。

請留意是否自認爲這輩子都在經歷「痛苦」，認爲要擺脫「痛苦」就要從痛苦中學習人生經驗，而時常想著「痛苦是值得的。」請主動換個想法：「我不要再從痛苦中學習了！」依據自己的意志，決定「我要從愛當中學會愛」、「我要變得幸福！」由自己做決定是非常重要的事。

願我和您們都能善待自己和他人，生活在無條件之愛及慈愛當中，分享內心的平靜與喜悅！

# 1

# 愛的物語

## 「愛的物語1」——來自前世的戀人，與無條件之愛融合

她是一位來接受療癒的美麗女子，長得很像好萊塢女星凱特．溫斯蕾，就稱她爲凱特吧！她正苦惱著與外國男友的戀愛關係，男友以前曾經交往過的女子又回到他的生活裡，讓他與凱特的關係陷入一片迷惘，在此稱呼這位男友爲李奧納多。

我透過冥想看見凱特和李奧納多在許多次輪迴轉世裡都曾相遇過，他們身爲歐洲貴族時也認識彼此，他們最早在亞特蘭提斯時期相遇。此外，他們在每一次輪迴轉世裡都是一對戀人。亞特蘭提斯是古希臘哲學家柏拉圖在他的著作裡記載曾經存在過的超古代文明，儘管亞特蘭提斯、雷姆利亞大陸等超古代文明具有濃厚的浪漫情懷，現今仍未發現這些文明的遺跡，數千年乃至數萬年前的地球文明至今無人知曉。

我從凱特的存在能量裡感受到這個浪漫的視界，在冥想中看見兩人在亞特蘭提斯時期是一對相互扶持的伴侶。這對伴侶從事能夠提升人們精神力的啓蒙運動，兩人的內心能量非常相近，在療癒的視界裡，還能見到兩人的能量宛如一體。我經常透過冥想看見轉世心靈（靈魂）與龐大的能量分離，鮮少獲得統合，在不斷反覆的輪迴轉世裡續存，但我看見凱特與李

奧納多在今生最終將克服困難，兩人共同完成一體眞愛的學習。

凱特前世身爲歐洲貴族時也是一位美麗的女子，在這一世裡，兩人沒有完成愛的課題，因爲凱特沒有選擇李奧納多，反而與其他人結婚。在歐洲貴族這一世裡，即使凱特深愛李奧納多，卻尚未準備好完成愛的課題，加上她的家族非常重視門當戶對和階級地位，她便順從家人的希望，嫁給家族地位和經濟能力都更加優越的另一個男人。前世的凱特穿著雪白耀眼又美麗的宮廷風格禮服，在社交舞會裡與選擇要結婚的另一位男性牽起手。李奧納多看見這一幕時，凱特與李奧納多的視線恰好交會了一瞬間。李奧納多垂下眼眸，帶著悲傷與痛苦強忍淚水，迅速離開凱特與婚約對象所在的宴會廳。

前世李奧納多的心被傷得很深，宛如因果反映在今生，李奧納多的前女友在他與凱特交往時重新回到他的人生，正是因此產生的結果。儘管如此，我看得出來，今生的凱特擁有一顆美麗又善良的心，每天都眞誠地過著充滿慈愛與感激的生活，並且非常珍視她的家人。這不僅是今生的功德之一，凱特也一直被家人和朋友的愛包圍。我告訴凱特，總有一天李奧納多會回到她的身邊。

透過冥想，我知道李奧納多的個性並非因爲喜歡劈腿才對與凱特交往一事感到迷惘，而是背負著外國家族的苦惱與責任感。不僅如此，我還看見凱特與李奧納多的身上都帶著兩人之間純粹的無條件之愛。這兩人內心的能量曾經是融爲一體的能量，之後卻分開了，這一幕讓我印象深刻。

舉例來說，一對長年和睦相處的高齡夫婦，其中一人過世後，另一人猶如追隨伴侶的腳步，不久也會撒手人寰。長年和睦相處的高齡夫婦來到人生終點時，散發出兩人的能量宛如合而爲一的感覺，我曾經看過這兩股能量離開身體後，彷彿融爲一體的景象。李奧納多與凱特的前世，一定也像兩股能量合而爲一那樣互相共鳴，相互支持與幫助，懷著慈愛投入輪迴轉世。

在進行療癒的過程中，我會與案主分享透過冥想看見的前世。在冥想中與接受療癒之人的潛意識進行交談，傾聽他在前世反覆學習的課題，讓長久累積的痛苦能量獲得解放，將這股能量轉變爲無條件之愛的能量，幫助他減緩今生的痛苦。若案主的問題是想要療癒與某個人的人際關係，那麼我會透過前世的景象，了解案主與這個人的今生與前世是爲了學習何種課題而來，以及現在兩人之間具有什麼樣的關聯。

在療癒過程中，我告訴凱特：「你和李奧納多在前世相遇過很多次。」凱特告訴我，今生初次與李奧納多相見時，他說：「我認識你。」第一次見面時，兩人視線交會的那一刻，李奧納多就明白和凱特相遇過許多次。即使外表不同，即使跨越輪迴轉世，也不會忘記潛藏在對方眼眸與內心裡的能量。特別是在許多次輪迴轉世裡相遇，兩人能量相近的情況下，初次見面就能建立起強烈的能量連結。我們都聽過有緣、無緣的說法，擁有相同輪迴轉世記憶能量的人們，到了下一世依舊會擁有相同的記憶振動，因而相互吸引。

今生的凱特在十幾歲時，父親於車禍中過世。我在療癒過程中告訴凱特，我在冥想時看見她的父親非常開朗又精神奕奕。凱特留著淚說：「爸爸是個非常開朗的人，你看到的就是我爸爸。今天的療癒開始之前，我抽到一張天使卡，那張卡片代表我會收到來自亡者的訊息。」已經過世的凱特父親在冥想中告訴我：「很擔心凱特。」由於凱特父親在車禍中突然過世，他的能量似乎還留存在這個世界上。我向他傳送許多無條件之愛的光，將他送往天國。回歸到光芒裡的凱特父親的能量被幸福能量重重包圍，散發耀眼的光輝。

不可思議的是，許多人告訴我，來參加療癒或座談會之前曾夢到祖先，與我見面的日子剛好是父母的忌日，或像凱特那樣抽到「收到來自亡者的訊息」的天使卡。我們絕對不可能單獨存在於這個世界上，每個人都受到與祖先連結的庇護，因而存在於此。如果您感到孤獨，請先嘗試從孤獨中了解自己，從孤獨的經驗中學習，絕對沒有人是孤獨的個體。我們無時無刻都被眾多無形的存在守護著，我們是被無條件愛著的存在，我們將在冥想和學習療癒的過程中了解這一點。

我在冥想的視界裡看見豐沛的愛與光守護著凱特的存在，這些炫目美麗的大片光芒守護了凱特。我進入深層冥想狀態，連結到李奧納多的潛意識並與之交談。「我透過凱特連結到你的潛意識和高我（Higher self，更高層的自己），請問我能對你進行療癒嗎？我感覺到你們純粹地彼此相愛。若你們今生也選擇分離，可能要經過數百年或數千年才能在來世再次相會。」我告訴李奧納多的潛意識後，收到來自他的潛意識回覆：「請爲我療癒。」我便向他傳送療癒能量。

在療癒過程中，我向李奧納多與凱特現在無法在一起的原因——李奧納多前世在歐洲時無法得到愛情的記憶——傳送充盈的愛之能量，療癒他的潛意識。那次療癒之後，我聽聞李奧納多回到凱特的身邊，兩人持續交往。由於兩人所處的國家不同，凱特的家人有點擔心，最終凱特的母親接納了兩人的關係，凱特動身前往李奧納多位於歐洲的家鄉。

我認爲來自不同國籍的李奧納多和凱特，還有許多課題等待兩人攜手克服。凱特誕生於自由的國度，擁有深厚慈愛及無條件之愛的特質，今生一定能順利處理兩人的關係。兩人的前世是比現今更加重視社會階級與臉面的嚴苛時代，當時兩人的愛無法獲得統合，但今生是個非常自由的世界。最重要的是，無論在前世或今生，兩人的心中都充滿對彼此的純粹愛戀。我向他們傳送充沛的愛與光，結束這段療癒。

## 「愛的物語1」啓示

凱特和李奧納多爲什麼能夠再次踏上完成愛之課題的道路呢？我認爲，是因爲凱特平時就對周遭的人展現慈愛，她擁有一顆能夠接納對方本質的柔軟心靈，打從心底無條件深愛李奧納多。除了我的療癒以外，也是因爲凱特很珍視她的母親，並且每天都懷著濃厚的慈愛來面對生活，凱特和李奧納多之間也存有無條件之愛的羈絆。

許多人都爲戀愛苦惱，我也經歷過非常深刻的戀愛痛苦，因此很能理解這種情況。身爲一名療癒師，我希望爲眾人療癒痛苦時能夠理解其根源，藉由傳達它的普遍性與共通性來減輕痛苦。伴隨痛苦的愛包括對周遭之人的好勝要強、責任及義務的愛，有條件的愛，佔有與控制的愛，對他人抱持期待和擔心的愛，追求的愛……等等，這些愛造成人生中的痛苦。不是爲了對方或彼此的「利己愛」，即使一時之間感覺美好，往後依舊會衍生出痛苦。

如果不是無條件之愛，那麼一切都是無常的，它會改變型態及變質，最後消失無蹤。若您正爲了愛而苦惱，無論是戀人、兄弟或朋友，不管是哪種關係，請坦然面對彼此，嘗試與對方保持適當距離，並鼓起勇氣放開對方。倘若彼此之間的羈絆屬於無條件之愛，即使放手之後，未來也會再次以更好的形式重逢。

除了戀愛以外，親子、兄弟、朋友、師徒之間也會經歷痛苦的愛，是由於今生發生的事乃是由前世的因果造成的。跨越輪迴轉世、消除彼此業力的同時，也要解決彼此的課題，學習放手和無條件之愛。在我們完成這些學習之前，將會不斷重複輪迴轉世。雖然我們可以藉由重複輪迴轉世，一點一滴消除業力，但根據療癒與佛教的觀點，若了解業力的根源，就能加快消除一再重複相同場景的速度。

同樣地，即使跨越漫長的輪迴轉世，假如潛意識認爲應該從痛苦中學習愛，就會在不知不覺中引發令人痛苦的現象，主動播下不良業力（行爲）的種子。在不知不覺中主動種下的不良業力，會在同一個意識舞台上不停旋轉並與之相連，一起在無止盡的輪迴轉世裡反覆出現。尤其是伴侶和親子這類親密的關係，如果欠缺無條件之愛，便無法克服種種課題。若彼此關係的核心缺少想和對方在一起的動機，也就是無條件之愛，那麼一切都是無常的，未來將自然消散。

特別是與心靈記憶有著深厚連結的人，即使跨越輪迴轉世的時空，依舊連結在一起。一旦擁有深厚緣分的人們相遇，就會強烈地回憶起這份連結網絡；即便無法與對方相遇，他們的連結依舊強韌到甚至無法以能量的型態來切斷。

從冥想的角度來看，凱特和李奧納多彷彿擁有合爲一體的巨大能量。我可以感受到這兩人帶著非常相近的心靈記憶進行輪迴轉世。

最近我爲年輕人進行療癒時，正在談戀愛的人（男友或女友）會問我：「我們是雙生靈魂（Twin soul）還是雙生光（Twin ray）？」、「我們是雙生火焰（Twin flame）嗎？」在我的冥想視界裡，無法區分雙生靈魂或火焰這種名稱不同的細節，我從視界裡認知到的是，「雙生」（Twin）的能量像是曾爲一體般相互共鳴，在前世裡反覆相遇，今生又再度重逢。

佛教認爲「沒有靈魂」。此外，也強調理解「空」的重要性。從佛教的觀點來看，一旦明白「沒有靈魂」的無我、無常，普遍的事物一切皆爲空性，就能跳脫對反覆輪迴的執著。假若斷定自己是「靈魂」、「靈魂伴侶」、「雙生靈魂」、「雙生火焰」，或許亦是一種執著。可能存在靈魂，也可能不存在；可能存在靈魂伴侶或雙生靈魂，也可能不存在，我認爲這種感覺能夠更中立地穩定內心。

而心靈（靈魂）記憶的能量也是基本粒子。我認爲心靈（靈魂）有兩個面向，一個面向是位於中心的眞我，即源頭的愛之光，也就是存在於每個人內心中央的愛之光。我相信，作爲載體的身軀完成任務死亡之後，這道愛之光會直接回歸至源頭。

另一個面向則是位於眞我外側的能量，也是不斷輪迴轉世的原因。許多人把記憶能量稱爲「靈魂」。我們視爲「靈魂」的記憶能量，與各個前世裡尚未被消除的記憶能量有關。今生的存在能量包含了尙未消除的前世記憶，我們將反覆進行輪迴轉世，直到這些未被消除的部分基本粒子與無條件之愛融爲一體爲止。

在每一次輪迴轉世的時空裡，我們都會留下一部分未消除的基本粒子。爲了在今生與擁有因緣的人相遇並消除這些未消除的基本粒子，我們會一次又一次地與彼此相遇。

據說佛陀坐在菩提樹下冥想時，回憶起許多次輪迴轉世的情景。我認爲，佛陀因此理解了輪迴轉世之道，進而將散落於各個前世、尙未消除的基本粒子都轉變爲純粹的愛之光。我相信身爲療癒師的任務，便是將散落於輪迴轉世裡尙未消除的記憶能量轉變爲無條件的愛之光。

若我們執著於尚未消除的記憶能量，亦即名爲「靈魂」的基本粒子，就會滋生想要掌控一切的愛，很可能陷入充滿無窮盡痛苦之愛且不斷反覆的輪迴轉世裡。放下滋生痛苦的記憶與情感，接納一切現存現象的本質，將它轉變爲無條件之愛的過程，正是從人生痛苦中獲得解脫的不二法門。

我們必須盡可能在今生消除反覆發生的痛苦心靈記憶能量，否則下一次輪迴轉世時，同樣的痛苦課題將依然存在。如此一來，當我們與這個世界告別時，就能將無條件之愛的記憶帶至源頭或天國。

希望我們隨著年齡增長，能夠領悟到無條件之愛的品質對於人生的重要性。爲此，讓我們從無條件愛自己開始吧！

## 「愛的物語2」——丈夫、父親的無條件之愛

延續前一章的故事——某天我聽聞凱特的母親受了重傷，便帶著水晶缽前往她們家爲她進行療癒。凱特母親告訴我，她在兩天前夢見已經過世的凱特父親，彷彿是凱特的父親將我

引導到這裡來。我在療癒過程中看見凱特父親發生車禍時，她的母親由於太過震驚，便把自己一部分的能量留在幾十年前凱特父親過世的那一刻。

比方說，遭遇極度悲傷或震驚的事件時，作爲光之載體的能量會有一部分脫離人的身體，留在當時的空間裡；或者光環會稍微偏離身體，當時震驚與精神創傷的能量便長年留存在光環裡。經過療癒，凱特母親留在當時的能量回歸到她的身體能量中，進而消除了震驚的能量。

發生事故或接受手術後，一部分能量也可能脫離原本在身體裡的位置。在水晶缽的音樂中，我消除了震驚的能量並進行療癒，讓在事件當時脫離身體的部分能量回歸原處，透過調整及療癒身體周遭光環（乙太體）受到干擾的部分，往往能讓術後或受傷的狀況迅速恢復，身心都獲得改善。

我爲凱特母親療癒身體時，感覺到已故的凱特父親的能量，彷彿他就在一旁守護著凱特母親。我進行療癒之前，受傷的凱特母親必須拄著拐杖走路；經過療癒後，不需要拐杖也能慢慢走一小段路。我後來得知，凱特母親的傷勢恢復得很快，我很高興她能早日康復。

已故的凱特父親用深厚的無條件之愛來守護家人，父親的愛即使離開身體，依然傳達出想要永遠守護家人的心情。此外，在視界裡也能看見祖先正在守護著我們，許多人的祖先會化爲守護能量保護後代子孫。

總而言之，將彼此心中的遺憾和悲傷轉變爲無條件之愛，能夠讓亡者前往更美好的世界。還活著的人過得幸福，珍惜自己的人生、性命與健康，就可以爲亡者提供幸福。

## 「愛的物語2」啓示

有些已故之人與凱特父親一樣，即使失去身體，依然非常珍視家人，由於擔心家人而將一部分能量長久留存在這個世界裡。亡者因別離產生痛苦和擔憂，家屬因失去親人湧現悲傷和痛苦，都能透過療癒獲得撫慰。雙方一起放下對彼此的痛苦思念，把它轉變爲無條件之愛。如此一來，亡者和家屬便能釋放心底的遺憾，一起提升意識的高度，將亡者送往更高層級的所在。有了這麼美好的告別，雙方總有一天將在更好的情況下，來一場更美滿的重逢。

當我認知到亡者對於家屬的純粹思念時，不禁爲這份愛而感動流淚。我們這些還活著的人以爲亡者失去身體後再也不在了，但事實並非如此。這個人即使沒有身體，也不會失去愛的光芒。

我曾爲一位女性進行療癒，她與丈夫的感情很好，丈夫卻早一步離開人世。我詢問亡者的心聲，再把他的回應告訴妻子。這位亡故的丈夫說：「現在我沒有身體，只是無法與妳在一起而已。請妳明白，我依然是愛妳的。」我看見亡故的丈夫跪在妻子身邊，深情依靠在她的身上。我告訴妻子這幅景象，她露出溫柔的微笑，內心感受到丈夫還活著的時候那股溫暖的愛意。妻子的內心回歸到兩人純粹彼此相愛、那一份無條件之愛的記憶裡。療癒結束後，她說：「過了這麼多年，我總算能夠收拾整頓因爲丈夫過世而崩潰破碎的心了。」

我覺得亡者的愛一定比生前對待伴侶時更深層濃厚，是一股無條件之愛的能量。妻子想起亡故的丈夫時，一定悲痛萬分又孤單寂寞。然而，內心重拾無條件相愛的記憶後，迄今爲止感受到的巨大失落感就會逐漸消散，心靈逐漸重歸平靜。與無條件之愛融爲一體，無論是對尙在人世的家人或亡者來說，都是邁向更高維度的過程。我的任務就是用豐沛的愛之光幫助亡者前往更美好的地方，將他送上更高處的光之境。

若亡者和生者緊抓著彼此，那麼殘存的思念、悲傷及擔憂的能量，會讓雙方都陷入長久的悲傷和痛苦。我向他們傳送充盈的愛之光，讓兩人放下傷心的愛並把它轉變爲無條件之愛，將亡者送往更美好的光之境以後，我看見亡者化爲充滿幸福喜悅的耀眼光芒。同時，也消除了生者愛意裡的痛苦，讓生者與亡者一起獲得療癒。

我們無條件深愛之人的愛之光，絕對不是一去不復返，而是與愛之光融為一體，共存於我們的心中。我認為，這種美好的告別對於療癒和現實世界都很重要。無條件愛著一個人的本質，用心去看待這個人的存在，我們的心靈範疇就會逐漸擴大，慢慢地在心中充滿巨大的無條件之愛。

如果亡者懷著強烈的思念或遺憾，他的能量不僅會殘留在這個世界上，也會留存在生者存在的光環裡，導致生者必須背負亡者的思念。若亡者懷有強烈的思念，子孫的基因就會繼承這些思念與情感的能量。請試著想像一下，放下彼此的痛苦記憶，把它消除並轉化為無條件之愛與感謝的能量有多麼重要。殘留在今生的強烈思念經過漫長的時間後，將傳遞至下一次輪迴轉世，痛苦會伴隨無止盡的輪迴不斷重演，直到被化解消除為止。

我從冥想的視界裡體悟到，為了不讓今生充滿懊悔，我們必須全心全意踏上自己堅信的人生之道，放下痛苦和悲傷，把它轉變為無條件之愛。從今生出發，開啓下一個嶄新旅程，前往更美好、更高層的境界。

## 「愛的物語3」——來自前世，跨越性別的愛

她是一位神似女歌手凱蒂．佩芮的美麗女子，渾身充滿美好又溫柔的愛之能量。就稱她爲凱蒂吧！我透過冥想看見凱蒂小時候非常孤單寂寞，與母親之間尚未建立充分的愛之能量。我在療癒的視界裡看著凱蒂從進入母親肚子的那一瞬間起，就開啓了她的療癒之路。我聽見凱蒂進入母親的肚子時說：「我想要學習什麼是愛，把愛傳遞出去。」「愛」就是她的人生主要課題。

凱特的母親懷著她時，過得非常艱辛，當時的母親獨自一人爲生活奮鬥，看起來寂寞又辛苦。於是我透過療癒，幫助凱蒂母親從當時的能量中解放，用充盈的愛療癒了當時的母親和尚在腹中的凱蒂。我告訴凱蒂後，她流著淚對我說，母親由於無法負荷養育孩子的辛勞，在她小時候因疾病過世了。我爲了療癒凱蒂已故母親的悲傷，向她傳送豐沛的愛之光，將她送往充滿愛與光且更加美好的境界。

凱蒂的心中懷著非常美好的愛，我告訴她，在冥想中看見她的前世擁有雷姆利亞大陸的超古代記憶。我透過冥想療癒了凱蒂心中雷姆利亞時期的悲傷能量，向她的內心傳送豐厚的

愛之能量。她的內心獲得療癒後開啓了心臟脈輪，我便藉由療癒促使凱蒂開始愛自己及體驗愛。

此外，凱蒂還擁有天使的記憶。她作爲天使時，爲人類捨身奉獻，由於她曾向天神立誓要犧牲自己爲人類全力奉獻，我便在冥想中解除她與天神的誓約，讓她的能量重獲自由。

我告訴凱蒂：「迄今爲止妳都在爲其他人捨身奉獻，因此無法好好照顧自己。」她問我：「確實如此。我該怎麼做才好呢？」我回答：「前世妳身爲天使時，向天神承諾要爲人類捨身奉獻而無法愛自己。我已經幫妳解除這份契約，也療癒了妳身體上的痛苦，請妳拭目以待接下來會發生的事。」這次療癒便到此結束。

下一次見到凱蒂時，她一副心神不寧的樣子。之前的療癒過程裡，我從視界裡看見療癒進行得非常順利又深入，我猜想她可能遇到某些事。凱蒂說：「我遇到一件從來沒經歷過的事。我認識一位女子，對她產生一種非常特別的感覺。我想忘記她，也不想再見到她。」

我一邊爲凱蒂進行療癒，一邊觀看她和那位女子的前世。冥想視界顯示，凱蒂和那位初次見面就產生特殊情感的女子，一起輪迴轉世了很多次，兩人在前世彼此相愛互助。宛如科幻電影般令我印象深刻的是，與凱蒂相遇的這位女子，擁有來自地球以外的另一顆美麗星球——昴宿星團的記憶。凱蒂與這位女子當時以一男一女的型態深愛彼此。那位女子在昴宿星團的前世裡，是凱蒂的男性伴侶。爲了向地球傳播愛，深愛彼此的兩人與夥伴們一起搭乘太空船來到地球。

當時地球上的人類處於非常原始的階段，對愛了解不多，只知道爲了生存而不斷競爭掠奪。我感覺地球人創造文明之前，曾有過一段時期是由來自地球以外、擁有高度成熟智慧的生命體，試圖將地球轉化爲愛之星。前世的凱蒂與伴侶相互扶持，一起留在地球上生活，後來伴侶比凱蒂早一步過世。伴侶過世前，告訴前世的凱蒂：「聽好囉！最重要的是妳一定要好好愛自己，也要告訴其他人愛自己。」前世的凱蒂目睹深愛的伴侶留下遺言後離世，她便帶著「愛自己」的重要課題進入輪迴轉世。

許多人都擁有來自其他星球、具有高度意識水平的記憶。我在療癒過程中告訴他們這些其他星球的經歷時，大多數人的內心深處都能理解認同。彷彿想起了心心念念的故鄉，湧現不可思議又開心的感覺，對自己的人生浮現一股踏實的安心感，逐漸了解自己爲何選擇輪迴轉世的理由。

結束療癒後，我向凱蒂簡單說明看到的景象，鼓勵她順從自己的意願：「如果妳不想再見到她，那就不見也沒關係。我只想告訴妳，請妳好好愛自己。」療癒便到此結束。雖然我順從凱蒂的意志，告訴她「不想見面就不見也沒關係。」但擁有如此強烈輪迴轉世連結的兩人若從此別離，便不符合宇宙的運行之道。此外，我也想起凱蒂在進入母親的肚子時曾說「想要體驗愛，也想把愛傳遞出去。」

我從療癒者的觀點來看，若內心確實擁有深切連結的伴侶能夠跨越輪迴轉世再次重逢，並在彼此誕生之前就已約定好一起完成學習愛的課題，那麼硬要阻止無條件相愛的兩人，就是違背宇宙的意志。即使很想知道凱蒂最後會做出什麼選擇，但我認爲還是把這兩人的未來交給宇宙去決定吧！

## 「愛的物語3」啓示

同性戀曾在許多國家被禁止。時至今日，某些國家和宗教依舊不允許同性戀。同性婚姻於二〇一九年在台灣受到法律認可；二〇一五年在美國獲得法律承認；截至二〇一九年止，包含部分歐洲國家在內，全世界有20%國家合法允許同性婚姻；雖然日本法律不允許，但一些地方政府以「伴侶證明」的方式，盡可能支持同性婚姻。

停止純粹的愛或無條件之愛，就像停止呼吸一般，不愛您無條件所愛的人，就會封閉自己的內心，強行破壞與宇宙的連結。每個人最後都會失去身體，離開這個世界。無論再怎麼拚命工作賺錢，購置房產和車子，即使在社會上功成名就，最後什麼都無法帶走。我們回歸「源頭」時能帶走的，只有愛之能量。

然而，心裡的遺憾會形成未被消除的能量長期留存在現世，或人生各個階段尚未得到緩解的能量，將與因果一起反覆輪迴轉世。與其目光短淺追求金錢與物質，何不坦然面對自己的內心，善待他人，珍惜自己和其他人，順其自然愛上您願意無條件去愛的人呢？

之所以在輪迴轉世時選擇來到自由的國家，在自由的環境中有機會憑藉自己的意志完成各種課題，其實與前世的因果息息相關。若能鼓起勇氣坦然正視自己的內心，堅定面對自己，以正直的心態和行動來對待自己與其他人，許多事便能順利進行，最終迎來充盈內心的平靜與喜悅。宇宙是如此坦然，真相絕不會被遮蔽。凡是不真實或非無條件之愛，無論看起來再怎麼體面，也會很快出現變化，最終轟然崩塌。正如同無法隱藏振動，宇宙也無法隱藏誠實、純粹和無條件之愛。

許多人像凱蒂一樣，擁有守護及引導人類、充滿愛與光的天使記憶。這些人的記憶並非來自擁有身體的三次元，而是來自其他維度的天界。他們在那個維度裡侍奉天神，即使跨越輪迴轉世，依舊被無形的承諾束縛。

儘管我們現今生活在自由的時代，也常被前世看不見的古老誓言束縛，讓今生過得非常艱辛並阻礙心靈自由。透過療癒能夠化解這些無形的誓言，讓我們擺脫跨越輪迴轉世的束縛，重獲自由。

有一次，某位案主問我一個可愛的問題：「解除了身為天使時與天神立下的誓約，之後會被天神責罵嗎？」如果天神的愛是無條件的，即使解除誓約，祂也會無條件繼續愛您。附帶交易或條件的誓約，就不是無條件的。無論誓約的內容為何，只要不是對自己與他人的無條件之愛，就會束縛這個人一部分的存在能量。我希望透過療癒，解除這些非無條件之愛的各種無形束縛，幫助大家從原因不明的無盡艱辛中獲得解放。

話說回來，如天使般的凱蒂今生仍友善待人，具有崇高的美德。儘管很早就失去母親，依然非常珍惜周遭的人，心中一直對他人抱持純粹的愛。凱蒂透過療癒敞開心胸，結識一位超出她的既有觀念、讓她願意無條件去愛的特別人士。即使身為同性，無論站在什麼立場，只要願意敞開心胸，就會遇到讓您願意無條件去愛的人。一切都無關利益得失，唯有無條件之愛而已。

佛陀曾說愛別離苦，再也沒有比與所愛之人分離更痛苦的事了，爲了這份愛，人們一次又一次輪迴轉世。醒悟無條件之愛的同時，也要放下緊緊抓住的愛，兩方面的精神轉換過程將幫助我們的意識發展到更高層次，在下一次輪迴轉世時，選擇前往更美好的境界。

我希望凱蒂的靈魂（心靈）之旅，能夠從學習愛的痛苦轉變爲無條件之愛，克服人生課題，最終淨化一切，圓滿一趟完整的旅程，我將這份祈願融入傳送給她的愛當中。

## 「愛的物語4」——消除業力，由自己做主

他是一位溫柔的父親。他出生時心臟虛弱，又意外發生車禍，全身都留下車禍的後遺症。其他的療癒師對他說：「你背負前世的不良業力，才會發生車禍。」即使如此，爸爸也沒有流露悲傷的氣息，我覺得他坦然接受了人生中無可避免會遇到的痛苦。

我在冥想時，請求源頭讓我在視界裡看看爸爸在前世需要被療癒的問題，在他的前世裡看見造成車禍和不幸的原因。那是一個看似歐洲原住民的時代，人們在腰際上簡單地纏著布條。那時的他也是一位溫柔的父親，是一位身強力壯、擅長打獵、非常可靠的爸爸。他有一

位打從心底疼愛的十幾歲兒子，兒子捲入一場鬥爭之中，被殘忍地殺害了。當時的爸爸看見心愛兒子的屍體瞬間喪失理智，無法遏制心中怒火，把導致兒子死亡的人和其他相關的人全都殺掉。前世的爸爸埋葬愛子後，遭人從背後偷襲，也失去性命。

當靈魂（心靈）離開身體時，就會明白自己殺的人，也是被他的家人深愛的人。因此，靈魂（心靈）便想在下一次輪迴轉世時承擔自己犯下的罪行。於是我與源頭連結，向爸爸傳送充盈的愛與光來療癒他的前世。我在潛意識裡與爸爸的潛意識進行交談，叮嚀他：「不要再像這樣傷害別人了。」爸爸的潛意識回答：「絕對不會再犯了！」我與源頭連結，向爸爸前世基於對兒子的愛而造成靈魂痛苦的記憶傳送光芒，衷心祈禱他的心靈（靈魂）獲得療癒，從此解脫。

結束療癒後，我直接告訴爸爸我看見的景象。「我告訴你的潛意識，前世發生的事已經獲得原諒，也消除了你使用自己的力量去傷害別人的恐懼感。同時提醒你的潛意識，可以發揮自己的力量讓其他人得到幸福。請拭目以待接下來會發生的事。」這次療癒便到此結束。結束療癒並把內容告訴爸爸後，他似乎鬆了一口氣，臉部表情變得非常柔和。

我也提醒他，今後的人生必需友善待人，珍惜家人，累積深厚的美德。只要不再重複前世的行爲，就能終止前世的業力。我向爸爸傳送豐沛的愛之光，希望他被家人的愛包圍，健康地過完一生。

## 「愛的物語4」啓示

佛教認爲只要下定決心「絕不再犯」，就不會重蹈過往與前世惡行的覆轍。爲了避免再度做出相同性質的惡行，現在開始累積與之相對的善行，便可遏止惡行的種子萌芽。一旦去除行爲的種子，就沒有萌芽的機會。我很認同以端正的心態去爲他人無償慈愛的付出，是阻絕過往與前世有關的痛苦現象並轉化爲美好機遇的唯一方法。

許多日本人、台灣人和新加坡華人從小被父母教導自然的因果法則：「惡有惡報，善有善報。」多數信奉印度教的印度人也認爲「沒有人能逃離業力。」佛教的智慧能夠將無法逃離的業力種子轉變爲良善機緣，遏止不良業力萌芽。良善性質的純粹慈愛能改變因果法則，將痛苦人生扭轉爲充滿喜樂的生活。

在輪迴轉世裡，我感覺有許多事是我們能夠自己作主的。比如爸爸決定靠自己的力量彌補前世，他在今生懷著一顆溫柔的心並踏實生活，非常珍惜家人及每一位和他相遇的人。然而，許多人卻用痛苦的一生來消除業力。

有些人消除業力後，對自己許下的強力承諾依然存在，有可能在不知不覺中重複痛苦的體驗，給自己帶來艱辛的人生。我將在稍後的章節討論輪迴轉世時涉及的魔性、邪惡和黑暗的能量。我們有時會把這些黑暗能量帶進輪迴轉世，黑暗和魔性能量的影響將逐漸擴大。這股黑暗能量的作用能阻撓我們用無條件之愛化解痛苦。爲了盡可能消除黑暗能量，除了療癒以外，平時就要以正確的態度來面對生活。

我相信正確的生活態度，以及透過累積無償的慈愛來淨化心靈，是完成輪迴轉世之路的不二法門。儘管我在時間有限的療癒過程中盡力消除黑暗與魔性能量，但每個人都可視爲一個小宇宙，在輪迴轉世道路上依然存在著這些負面能量。佛陀最後曾與群魔作戰，連佛陀都必須對抗群魔，那麼經歷多次輪迴轉世而活在今生的人，內心當然也存有黑暗與魔性能量。

我認爲療癒人生中不知來源的無盡痛苦，把它轉變爲美好的體驗，讓心靈獲得平靜，是一件超越宗教、時代與國度且具有重大意義的事。透過療癒能量來療癒前世，就是一個不錯的方法。許多請我進行療癒的人已經經歷過多次輪迴轉世，其實早已做出充分的彌補並原諒自己了。迄今爲止，我療癒過許多無法原諒自己前世記憶之人，我看著他們從無意識地重複殘酷的困境中，轉變爲善待自己，以溫柔和煦的態度迎接平靜安穩的人生。

進行冥想時，我的任務是觀看案主在前世發生的事，與他的潛意識交談，把談話內容轉達給案主，藉此幫助案主深入了解自己。透過冥想和療癒能夠回想起過往的記憶。請讀者們從現在開始一點一滴去感知自己的存在之道吧！

## 「愛的物語5」——跨越輪迴轉世，放下愛的痛苦

這位女子的行爲舉止與女演員楊紫瓊一樣優雅端莊，就稱她爲紫瓊吧！她是一位女性企業家，在社會上享有高度名望，工作態度認眞負責。由於長期投入繁忙的工作，導致身體非常虛弱，經常喘不過氣，自律神經失調造成嚴重失眠。

我在冥想中看見她的多次輪迴轉世都位居重要領導人的崇高地位，她曾目睹自然災害導致文明覆滅，在無力抵抗的命運中失去心愛的人，無論經過多少次輪迴轉世的記憶，都帶著這份刻印在靈魂深處的痛苦。她在幾番輪迴轉世裡反覆學習「痛苦的愛」。

今生的紫瓊在十幾歲時遇到一位心愛的人。由於一場離奇的機緣，紫瓊十幾歲時與男友交往又分手，此後兩人都不知道對方身在何處，直到四十幾歲才偶然在巴黎街頭重逢。果眞

人生如戲啊！兩人再次見面時，紫瓊是單身狀態，但男方已經娶妻結婚了。

重逢的兩人立刻墜入愛河。隨著時光流逝，心愛之人另有妻子的事實讓紫瓊長年陷入苦惱，唯有兩人獨處的時候，似乎才是愛情圓滿的美好時光。與心愛之人交往期間，紫瓊的內心豁然開朗，宛如美麗的女神覺醒一般，以心懷重大使命感的態度積極投入工作。她的生存能量療癒並鼓舞了許多人。與心愛之人重逢並敞開心胸這件事，彷彿賦予她生命能量，同時也創造能量。

兩人交往近十年，紫瓊下定決心與男友分手。決定分手後，爲了斬斷對男友的愛意與聯繫，她一頭栽進工作裡，忙碌到呈現緊繃狀態，多年來簡直像鞭策自己一般拚命工作。停止眞正的愛，就像選擇停止活下去。選擇不再愛自己無條件所愛之人，其實就是抹殺眞實的自我之後苟延殘喘罷了。

此外，紫瓊也擁有超古代亞特蘭提斯的記憶。目睹亞特蘭提斯滅亡，自己無力守護眾人的罪惡感和絕望感深切地刻劃在她的內心（靈魂）。對於許多擁有古老靈魂的人而言，亞特蘭提斯和雷姆利亞時期的記憶幾乎就是他們最初的體驗。擁有亞特蘭提斯記憶的人，心靈（靈魂）的特徵是對自己異常嚴格。在反覆的輪迴轉世裡，無論再怎麼盡心爲社會或他人作出貢獻，依舊無法原諒自己，爲了自我懲罰而不允許自己獲得自由。就像今生的紫瓊一樣不斷鞭策自己，馬不停蹄地工作，不給身體喘息的機會。

我在冥想中，對紫瓊的亞特蘭提斯記憶傳送充盈的愛與光來療癒她，透過冥想與她的潛意識能量交談，請她百分之百原諒自己。經歷多次療癒之後，她身體的緊繃感似乎逐漸鬆懈下來。不僅如此，紫瓊還有另一段亞特蘭提斯的記憶，她在亞特蘭提斯的前世裡，曾將年幼的孩子託付給其他人照顧。這個孩子非常特別，是扭轉命運的關鍵。紫瓊將孩子交給一群看似祭司的人之後，走進一間黑暗的房間，仿佛迎接自己的死亡一般陷入沉睡。紫瓊在前世與心愛的孩子分離，隨後在多次輪迴轉世裡與孩子相遇，孩子在今生成爲心愛的男友，與她再度重逢。

「與心愛的人分離，懷著如死亡一般的絕望活著。」與心愛的人分手後，她的人生無意識地把前世記憶反映到今生裡。我透過冥想向她傳送豐沛的愛與光，爲她療癒與無條件之愛分離的記憶，告訴她的潛意識，其實她也可以與無條件所愛之人一起攜手共度人生。

紫瓊是一位非常忙碌的女性企業家，有鑑於當時她的情況出現劇烈變化，她在靜岡縣日本平的旅館住宿兩天接受我的療癒。第一天，我爲她進行八小時療癒後，我的精神伴侶

TAKERU 又爲她進行一小時遠距療癒。療癒結束後不久，她突然開始劇烈咳嗽，吐出很多痰。劇烈咳嗽和吐痰終於停下來後，長年困擾她的心律不整和呼吸困難全都消失了。

她在靜養的第二天早晨醒來時，目光所及之處，所有事物看起來都充滿「愛」。玻璃窗、椅子、桌子、床鋪全都滿溢著愛。這就是觸及到基本粒子世界的感覺，我們的存在和宇宙中存在的一切，都是由「愛」的基本粒子組成。

我認爲，經過大量冥想和療癒能量之後，腦波從平時的 $\beta$（beta）波變成 $\theta$（theta）波或 $\gamma$（gamma）波，就能理解基本粒子的世界。經過深層冥想與療癒，能夠跳脫以往作爲判斷依據的思維模式，接受一切事物的本質，在此時此刻體驗到基本粒子的世界。

我透過療癒把紫瓊十多年前斬斷蘊藏於心中無條件之愛的能量，與她心愛之人存在的能量連結起來。這不是三維物理的操作，而是將超越時空的無條件之愛的能量連結起來，讓紫瓊心愛之人的存在能量和宇宙緊密相連。紫瓊的內心表示藉由再次接受命運伴侶無條件之愛的能量，她得以深呼吸汲取飽滿的生命力，進而重獲新生。命中注定的重逢，讓我們得以透過對方連結至宇宙源頭，鮮明地回想起眞實的自我。

我從許多人的輪迴轉世中感覺到，若在輪迴轉世時發生激烈的別離，會讓人迷失自我，留下深刻的痛苦和悲傷記憶，即使兩人在今生彼此深愛，往往也無法白頭偕老。有鑑於此，佛教提出一個重要的觀點——放下執念，平和地告別對方，未來便能創造圓滿的重逢。

前世失去一起學習愛的伴侶時，便選擇了自己的死亡，同時失去自己的一切，卻放不下這份深刻的悲傷痛苦，無法將這股悲痛轉化爲無條件之愛。在下一次輪迴轉世時，爲了放下並化解這份濃烈的悲痛，就會像紫瓊一樣無法與心愛之人相伴相守，經歷一場艱辛的愛。

紫瓊與心愛之人熱切交往十年後，決定斬斷這份令人心碎的戀情，兩人隨後分離十多年。兩人再次取得聯繫時，心愛之人已經離婚，恢復單身狀態，而紫瓊與心愛之人分手後，又結識另一位伴侶。心愛之人終於恢復單身，但這次紫瓊的身邊已有了伴侶，依然無法選擇再次與心愛之人交往。假如紫瓊十年前沒有與人夫長期外遇，能夠放下心愛之人，說不定不久後就能和心愛之人來一場更圓滿的重逢，早就和無條件之愛融爲一體。

身爲一位能量療癒師，我發現紫瓊談論心愛之人時，她的內心是敞開的；談論到伴侶時，她的內心又封閉起來。由此可看出她對伴侶的愛，以及對心愛之人深切的無條件之愛有著本質上的區別。儘管如此，未來無論發生什麼事，都屬於紫瓊的人生，我認爲把未來和紫瓊本人都託付給宇宙較爲合適。

透過療癒，將命中注定之人的無條件之愛能量連結起來，即便兩人無法在一起，也能理解無條件之愛的美好。因此紫瓊與宇宙能量連結之後，便能消除長年呼吸困難的困擾，終於能暢快地深呼吸，改善心律不整的問題。以往的紫瓊除非身體累到無法動彈，否則絕不會暫停工作休假。接受療癒後，她已經能夠照顧好自己的身體，把休息視爲理所當然之事。

此外，紫瓊在今生的人生道路上，對許多人付出無償的慈愛，長年下來積攢許多美德。我衷心祝福她能原諒跨越輪迴轉世的自己，好好照顧自己的身心健康，現在是時候讓她遍地播下的慈愛種子開花，收穫豐碩的果實。無論紫瓊選擇什麼樣的人生，都因爲長年累積的慈愛，讓她的生活充滿祥和及安穩，滿溢愛與幸福。

## 「愛的物語5」啓示

假如您在結婚後才遇到命中注定之人，或婚後才認識這輩子與您最心心相印、對您帶來巨大影響力的人，該怎麼辦呢？討論這個議題時，我認爲必須考慮到不同宗教、國家與文化背景。

如果您遇到一位願意無條件去愛的命中注定之人，您會發現自己無條件希望他獲得幸福並實現今生的目標。我這麼寫，或許有些讀者會認為紫瓊將持續外遇，在此懇請各位不要誤解。依我看，不忠的行為將成為輪迴轉世裡無法擺脫的業力（行為）。

達賴喇嘛於二〇一八年在東京舉行演講，他的言辭非常幽默，談到不應該做的五件事。他說：「邪淫。大家都沒做過吧！」佛教有五件不該做的事，其中之一是邪淫、不忠的行為。其他四件事分別為：傷害或殺死自己或其他人、用巨大的謊言欺騙他人、偷盜、喝酒喝得酩酊大醉。

有些案主選擇外遇，而我二十幾歲時，曾短暫交往過的男友亦是已婚人士。回想起來，我年輕時最大的課題就是無法珍惜、尊重自己，因此無法愛自己，那段時期簡直就是從痛苦中學習人生。

潛意識告訴我們不該邪淫，否則雙方互相掩飾的不忠行為會讓我們不斷重複與前世相同的學習。若今生不願放下這段不忠的關係，就會在輪迴轉世裡重蹈相同的歷程。短暫快樂卻無法公開的關係，根本不是自由。在無處可藏的宇宙法則之下，最終將導致人生的某個階段出現扭曲失控的現象。

與此同時，停止無條件之愛的行為猶如中斷生命能量。只要透過冥想就能看見，一旦與特別貼近心靈（靈魂）的人相遇，雙方的能量就會深刻又牢固地連結在一起。在冥想視界裡，原本在心靈（靈魂）層面擁有深切連結的人們，一旦在今生相遇並成為彼此的心愛之人，便無法切斷這份跨越時空的無條件之愛能量。切斷這份能量無異於切斷生命能量，沒有所謂獨立存在的事物，儘管肉眼看不見，我們都是如同光束網絡般彼此連結的存在。

最具代表性的就是親子關係。母子之間具有極度緊密的連結，倘若切斷母子之間的愛之能量，將造成難以言喻的痛苦。假如從母親的身邊帶走最心愛的小孩，母子之間的巨大失落感絕非一般人所能想像。切斷無條件之愛的能量，就是切斷生命能量。

我自己也曾經歷過面對心心相印、彼此擁有深切能量連結的人，一旦決定切斷愛的痛苦，突然出現無法呼吸並喪失活力等令人驚異的現象。由於這種反應實在太強烈，我試著重新連結能量並再次切斷，反覆嘗試幾次的結果都一樣，我忍不住笑了，最後放棄強行切斷能量連結的念頭。

其他幾位案主亦是如此，他們遇到眞心相愛的人，卻因爲各種理由不得不分手，因此來向我諮詢。經過療癒後，切斷案主與對方的能量連結，案主的臉色竟逐漸變得蒼白無力，我趕緊重新連結兩人的能量。雙方恢復連結後，案主表示：「我又能夠呼吸了！」眞是令人驚奇不已。

聽起來很不可思議，即使當時因爲各種原因而無法在一起，但內心深處擁有深厚連結的人，其能量也會緊緊相連，根本無法切斷。我們原本就必須學習如何讓兩人在一起融合爲一股能量，否則早已約定好要在一起的兩人，就會因爲輪迴轉世的某個環節產生的業力而導致今生無法彼此相伴。

那麼，我們應該如何處理這種跨越輪迴轉世、具有深厚羈絆而無法分割的愛呢？身爲療癒者，我的建議是避免因爲不忠行爲而對彼此產生業力，先結束目前的婚姻關係後再光明正大地交往。在此之前要珍惜自己，以慈愛對待他人，懷著端正的心態生活。勇敢放下，等待合適的時機自然到來。

假如您正處於一段不忠的關係裡，請依照佛教教誨下定決心「絕不再犯」，播下誠實與正直行爲的業力種子。面對愛情，若能珍惜自己並以慈愛之心對待他人，便能遏止導致人生困境的業力萌芽，總有一天會以更美好的形式重逢，與對方更圓滿地團聚。請把對自己和他人的深切思念，轉化爲祥和安穩的人生。

「從傷害到深愛」的改變歷程，就是對「慈愛」的理解與實踐（業力）。若在出生之前就已完成愛的學習，與對方約定好一起融合為無條件之愛，即使需要花費一些時間放下對彼此的執著與依賴，最後一定能克服困難，與對方以美好的形式重逢，創造更良善的關係。只要彼此的心中擁有無條件之愛，便能一次又一次相遇。

另一方面，依賴物質層面的關係會隨著時間流逝而變形，當彼此心中沒有愛的時候，這段關係就會結束。愛能創造許多事物，但很難創造出朝著絕望之愛發展的能量，這種關係當然會隨著時間而消散。這個道理不僅適用於戀人，也適用於兄弟、親子、朋友等各種關係。一旦這段關係帶來痛苦，不妨放下對方，彼此保持適切的距離。與對方保持距離後，若彼此心中仍存有無條件之愛，未來一定可以更圓滿地重逢。

當您感覺到真愛時，就會生出勇氣結束目前的婚姻關係，這是非常純粹又單純的感受。然而，牽扯到金錢與經濟能力、面子和周遭目光時，人們的內心通常很難做出正確判斷。有時候，已經沒有愛的夫妻對彼此只剩下負面觀感，卻每天懷著憎恨和嫌惡持續婚姻狀態，這種心靈狀態非常不健康。持續不尊重自己和配偶的婚姻，有可能為了逃避現實而長期外遇，有些夫妻因為配偶與外遇對象甜蜜交往，便藉由強制延續婚姻關係來懲罰對方。其實有不少人維持這種不自然的婚姻，讓自己和其他人都無法獲得幸福。

達賴喇嘛曾在書中表示「離婚會讓孩子非常痛苦。」儘管這是很普遍的現象，某些案例卻並非如此。假如夫妻關係太過惡劣，或婚姻瀕臨破裂邊緣，在這種情況下，孩子和父母會互相傷害。孩子在這種勉強維持數十年的婚姻關係裡持續感到孤單，最後明白父母離婚才是比較好的做法。雙方分別後，若彼此都想重新建立更好的關係，便可選擇再次結爲夫妻。

因此不能一概而論認定離婚就是不好的。也有不少例子是「和平分離，再以更美好的形式，更圓滿地重逢。」如此一來，就能不愧對任何人而正直地生活，對彼此的無條件之愛引領雙方合而爲一。

以強調自由、平等、博愛的法國爲例，他們的文化接受人們擁有多位伴侶，即使外遇也無所謂。有人選擇終身不婚，有人年輕時彼此擁有多位伴侶，有些單身人士一起同居，也有人晚年爲了贈與遺產而結婚。此外，阿拉伯允許丈夫擁有多位妻子，每一位妻子都具備合法地位，其傳統文化和信仰要求丈夫必須平等對待每位妻子與家人。

假如您認同讓伴侶知道您另有戀人一事不會傷害到伴侶，或許追求家庭之外的戀情也不是一件壞事，但這種做法在一夫一妻制的亞洲國家，例如台灣和日本，是非常困難的。

儘管各國之間存在許多差異，生於物質層面充裕的現代，我感覺此刻已進入心靈時代。

順應自己的心靈本質（眞我）而活，就是順應宇宙的流動。如果以欺瞞愛或心靈本質的方式生活，便是與宇宙流動背道而馳，將陷入持續學習傷痛與困境的狀態。

日本自古以來認爲「婚姻是兩個家族的結合」，依照父母或長輩的意見決定結婚對象。我也曾經認同這種古板觀念，我的第一段婚姻就是嫁給父母和親友推薦的人選，我以爲這就是我想要報答父母的方式。回顧過去，這是一段必經之路。這段婚姻有著美好回憶，我養育了兒子，學習許多事物也認識許多人，由衷感謝我在受到保護的環境中成長，心中至今依然洋溢著感激。與此同時，我也在這段沒有愛情的婚姻中長期感到孤獨，從傷痛和困難中汲取教訓。

追求外在條件、世俗考量、被周遭親友影響的傳統婚姻形式正逐漸走入歷史。我認爲，情侶之間以眞實的愛爲中心，共同孕育無條件之愛，將婚姻視爲一種選擇，是非常自然的做法。

若您爲了艱辛的愛感到苦惱，就會在輪迴轉世裡不斷重複這個困境，因此今生必須完成「放下」與「把痛苦轉變爲無條件之愛」的課題。我希望您深入了解「愛自己」和「讓自己幸福」的課題。

許多古老心靈（靈魂）即使跨越輪迴轉世，依舊持續懲罰自己，無意識告誡自己遠離幸福。我自己亦是如此。此外，也有許多人長期以來一直反覆學習「從痛苦中去愛」。已察覺到這一點的我們，從現在起就邁向「從愛當中學習愛」、「從幸福中學習幸福」的時代吧！

我希望擁有古老靈魂的人們擺脫輪迴轉世的傷痛和不斷重複的業力，好好照顧已經走了很長一段路的自己，從今往後踏上充滿愛與祝福的道路，幡然醒悟讓自己獲得幸福。在此爲大家獻上豐沛充盈的愛之光。

## 「愛的物語6」——無條件愛自己，就是被無條件愛著

她是一位像公主一樣美麗又可愛的女子。儘管她的外表和風格都宛如洋娃娃那樣可愛，但她是一位勇敢面對人生困境，內心堅毅的女性企業家，就稱她爲仙杜瑞拉吧！她辛勤工作並保護員工，對自己熱愛的道路投注熱情，非常認眞負責。仙杜瑞拉堅持每天都不能停止工作，要不斷繼續前進。我有幾次爲仙杜瑞拉進行療癒的機會。她原本一直不肯讓身體喘息，經過幾次療癒後，已經可以自然地休息，並願意花費幾天時間讓自己放鬆，選擇攝取有益身體健康的食物。

我爲她療癒心靈，發現她擁有眾多日本人共通的祖先記憶。日本有句俗語：「不勞動者不得食。」而仙杜瑞拉擁有非常深刻的祖先記憶：「不工作就活不下去。」這種脅迫感，讓她產生一旦停止工作就會死去的痛苦，才會這樣馬不停蹄地工作。雖然完美主義的態度能讓工作盡善盡美，但這種態度過於強烈則會破壞身心平衡，對自己施加過度壓力，讓自己疲憊不堪。

仙杜瑞拉也擁有亞特蘭提斯記憶，透過療癒亞特蘭提斯記憶，仙杜瑞拉減輕了對自己施加的壓力，平復自我犧牲的特質，逐漸願意優先選擇自己，以保重自己的態度來工作，親自烹調有益身體健康的飲食，並維持善待自己的人際關係。

即使仙杜瑞拉的外表非常漂亮，但由於認定「自己毫無價值」的心態，導致她缺乏愛自己的心，產生「如果不夠漂亮就沒有人愛我」的想法，有時甚至認爲自己渾身上下都是缺點。這種「自我價值」和「自我愛」的療癒，對於仙杜瑞拉的戀愛、工作，以至於整體人生，都是非常必要的課題。

要療癒「自我價值」，就必須療癒童年時期與父母相關的記憶。我爲仙杜瑞拉療癒時，看見一位童年時期很寂寞的小女孩，她的父母非常忙碌，似乎不太在意她。仙杜瑞拉從小缺乏與父親開心交談的經驗，也沒有溫暖又珍貴的回憶，與母親的關係則充斥濃烈的傷心記憶。我透過療癒向當時的小女孩傳送許多的愛，在源頭的愛之光當中告訴小女孩：「你現在的模樣很美麗。」

美麗又富裕的仙杜瑞拉讓周遭許多人羨慕不已，她卻坦言：「我一直以來深信自己毫無價值，很長一段時間沒有好好照顧自己，一點都不自愛。」療癒童年時期的痛苦後，長年以來的自我否定感趨於平緩，逐漸意識到自己原本樣貌的美好，並開始善待自己。

有一天，我專注於消除仙杜瑞拉內心的邪惡、魔性和黑暗能量，花費近一小時進行淨化療癒。我不只進行表面上的療癒，而是透過更深層的療癒來盡力消除這些能量。由於仙杜瑞拉對於能量非常敏感，淨化邪惡和魔性等黑暗能量時，彷彿從身體內側湧現爛泥；趨散黑暗能量時，則產生喉嚨被掐住的感覺。

仙杜瑞拉經過特別針對黑暗與魔性能量的療癒後，覺得自己變得一片透明。心靈、身體和思緒都無比輕鬆，從未體驗過這種感覺。她面對工作時，一直以來都下意識選擇艱難困境、強烈痛苦與龐大壓力。在員工、工作夥伴和朋友的關係中，習慣用內心受傷的方式去學習。經過療癒後，無論是工作方式、人際關係，乃至於整體人生，都越來越輕鬆平靜。最重要的是，仙杜瑞拉終於能夠珍惜自己並且愛自己。

後來，仙杜瑞拉很快遇到宛如王子一般特別的命定之人，感受到深刻的連結，體驗到無條件之愛。仙杜瑞拉與命定之人相遇，與眞正的愛融合爲一的過程中，首先必須愛著自己原本的樣貌，並消除內心積累的黑暗與魔性。由於黑暗的目的是爲了阻礙眞愛，若仙杜瑞拉想與無條件所愛之人相遇並合而爲一，除了借助多次療癒以外，她也必須珍惜並愛著自己，保持心靈純淨，懷抱對他人的深刻感激與慈愛，以正直的態度面對人生。

迪士尼動畫電影中，《阿拉丁》和《灰姑娘》的公主都純潔又堅強，勇於對抗黑暗、魔性與邪惡。公主們的內心保有純粹又無條件之愛，以及率直的堅強和寬容，最終戰勝黑暗、魔性與邪惡，與眞愛融爲一體。我相信，只要保持內心純粹和純潔，擁有無條件之愛的特質，就能到達更高層的境界。若斤斤計較優缺點得失，以物質層面作爲驅力，就無法體會更高層的境界。

我爲仙杜瑞拉消除大部分黑暗與悲傷記憶後，把她內心的純潔託付給宇宙，向她的人生傳送充盈的

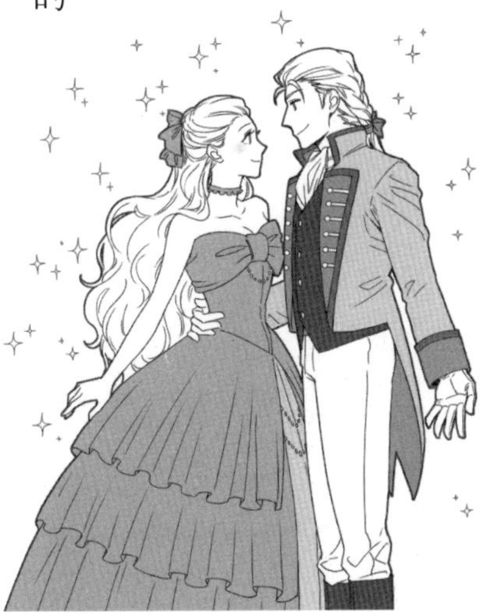

愛與光。仙杜瑞拉原本過著漫長又艱辛的人生，從現在起，她將從王子的身上獲得豐沛的愛，希望她永遠幸福快樂！

## 「愛的物語6」啓示

無法愛自己原本的樣貌及自我價值的課題，都源於童年時期的傷痛記憶。這是爲了消除前世的業力，由因果在童年時期引發這些經歷。

許多人背負著「內在小孩」的課題，我也是。每個人小時候都很脆弱，很容易受傷，父母也透過育兒來學習諸多事物。有時，身爲守護者的大人有可能對弱勢的孩子造成巨大傷害。對孩子而言，大人的體型和音量都很龐大又充滿力量，年幼的孩子根本不是大人的對手。

該怎麼做才能克服童年時期的傷痛記憶呢？諮商、能量療癒、冥想、巴哈花精療法等各種療法，都有助於療癒童年記憶。由人造成的傷害，到頭來還是要由人來療癒。長大後若心底殘留童年時期的傷痛，最好先從善待自己與他人做起。

假如有過量抽菸或飲酒的習慣，飲食不均衡，偏好含有大量添加物的食品，缺乏運動，睡眠不足，過度勞累，面臨會傷害自己的人際關係，那麼善待自己便意謂著要用自己的意志力來遠離這些事物。請選擇善待自己和他人身心健康的生活方式吧！

隨著養成善待自己和他人的習慣，願意善待您的人自然越來越多。不僅如此，對他人付出深厚的慈愛，也會成爲受傷或孤獨之人的心靈支柱，自己和對方一起獲得療癒，同時增強自信。主動對他人付出深厚的慈愛有助於療癒童年時期的受傷心靈並重拾自信心，抱持爲他人設身處地著想的溫柔態度，主動思考自己能做出什麼貢獻，養成這種習慣後，就能消除過往和前世一再造成傷害的業力，迎來平靜安穩的生活。

我認爲療癒對於平復並化解童年時期的巨大衝擊和情緒非常有效，但無法只依靠一次療癒或諮商就完全撫平童年傷口，隔天立刻脫胎換骨變成另一個人。胎兒時期到十幾歲的這段記憶，大部分被潛意識吸收，基本上需要花費較長時間爲童年時期進行療癒。前世的因果業力造成的童年經歷，需要依靠自己的努力去化解業力的根本，懷著慈愛和正直的態度面對生活也有助於化解業力。

明白自己的內心住著一位內在小孩，與這個小孩共存生活，是一件非常自然的事。我有時會想像住在自己心裡的內在小孩。我閉上雙眼，確認自己的內在小孩是否展露笑容。當內在小孩失去笑容或哭泣時，代表沒有照顧好自己的身心健康。

此時，我會和內在小孩一起想像位於一片百花盛開的溫暖草原，這片草原位於我的心中。身為大人的我，將花田中那位幼小孩童的我擁入懷裡，給予溫暖的愛意和安全感。這麼做之後，心裡的內在孩子就會展露笑容並恢復活力，隨後我會自行創造一些讓生活趨於安穩恬適的契機，藉此平復心情。比方說，和內在小孩一起在花田裡進行短暫的冥想後，我會在喜歡的花草茶裡添加蜂蜜再慢慢啜飲，或觸摸喜歡的石頭，聆聽喜歡的音樂，很自然地做些善待自己的小動作。累積這些善待自己身心健康的小動作，不僅能療癒內在小孩，同時也讓自己的生活變得更愉悅舒適。

缺乏自我愛是造成人生面臨各種困境和傷痛的原因，如果不能珍愛自己，便難以珍惜其他人。倘若無法珍愛自己和他人，將會導致這輩子無法善待自己和他人，最後踏上傷痕累累的人生。對自己做的事和對其他人做的事，其實沒有區別。我一直堅信，妥善照顧好自己的身心健康至關重要。舉例來說，若從童年時期牢記「無論再怎麼努力都不夠」，那麼無論獲得多少物質層面的金錢和事物，內心始終不滿足。唯有對自己和他人無條件之愛與無償的慈愛，才能療癒這種永無止盡的不滿足。

此外，我們不斷重複輪迴轉世時，有可能在某些地方或某個時間點吸收黑暗與魔性能量。因此除了療癒及冥想以外，也要在日常生活中調整心態，當我們衷心爲其他人付出慈愛時，就能淨化內心的黑暗。黑暗性質的能量會讓我們冒出「不可以愛自己」的念頭，產生不愛自己的負面感覺，進而激發強烈的負面行爲。

如果只是簡單療癒童年時期的記憶，雖然可以消除一部分童年時期記憶的痛苦能量，卻無法淨化黑暗與魔性能量。一旦身心健康失衡，就會強烈重現這些負面能量。想要讓內心深處的根源轉化爲無條件之愛的能量，讓眞我（內在的神）得以解脫綻放，除了借助外力的療癒過程，也需要憑藉自己的力量去實踐無償的慈愛，在現實社會中透過誠實與努力自我鍛鍊，以正直的生活態度淨化心靈，才能使意識提升至更高維度。

就算選擇世俗層面有條件的愛，假如心中欠缺無條件之愛，那麼一切都是無常。即使一時間境遇不錯，最終也將扭曲型態並消散無蹤。

## 死亡，展開下一段旅程

達賴喇嘛一天進行五次冥想，爲死亡做準備。他曾說：「死亡是我們生命的一部分，每個人都會經歷出生和死亡，爲了不要懼怕死亡來臨，我一直透過冥想做準備。我在冥想時，會想像自己的身體分解成各種元素。①」

哲學家暨美國耶魯大學教授雪萊・卡根（Shelly Kagan）開設探討「死亡」議題課程，二十多年來大受歡迎。課程以「人終將一死，因此我們該怎麼活呢？」爲主題，從各種角度針對死亡進行哲學思考，探討自己如何面對死亡，又該如何生活。我認爲透過每個人都會面臨的「死亡」議題，用哲學去思索自己的存在方式，對每個人的人生都具有重大意義。

卡根教授的著作《令人著迷的生與死：耶魯大學最受歡迎的哲學課》，他以悲觀論的角度詮釋「佛陀說一切皆苦」的佛教觀點，而他的西方式生死觀與我的解釋略有不同。佛陀沒有用「人生很痛苦」的沉重情緒悲觀地說「人生很苦」。人基本上就想活下去，想吃飯、想喝水、想睡覺、想被愛、想去愛人，追求各種人類活動的慾望，有些人想要被認可、想要金錢、想要車子和房子、想要伴侶等等。只要在社會生活中產生對物質的渴望，每個人都會經歷「擁有」慾望目標和相對「沒有」的狀態。體驗到「沒有」的時候，我們在人生的各種事情或多或少都會產生痛苦的經驗，因而引發「人生很痛苦」的想法。

人們之所以感到「痛苦」，不僅是對慾望目標的渴求，更是由於自己無法擁有而感到憤怒，並羨慕擁有這件東西的人。滋生痛苦的煩惱，源於我們的無知與無法完全理解「無常．空．無我。」一切都是無常。「無常」＝不存在不會變化的事物；「無我」＝自己（我）不會永遠存在。佛教觀點認爲，我並非永恆，因此我和你沒有區別，是爲「無我」。一旦理解沒有不會變化的事物即爲「無常」，就能理解我不會永遠存在，我和你沒有區別之「無我」，便可進一步理解憤怒和羨慕等各種情緒全是「空」。由此可知，我們的內心對短暫的目標產生濃厚的情感，卻無法牢牢抓住它，自行加劇了人生的痛苦，導致心靈分崩離析。

比起不知道「無常」＝沒有不會變化的事物，對這個概念擁有一定程度理解的人，更容易適應微小的變化並靈活地應對它。我認爲，接納無常＝沒有不會變化的事物，就能以平常心看待變化，讓生活趨於平靜安穩。

遭遇重大情感事件時，例如親近的人突然過世，對每個人來說都是一道難以克服的關卡。經歷過災難和突發事故的家庭，會產生濃厚的悲傷和巨大的失落感。克服這種人生的巨大困境時，佛教的「無常」觀點和達賴喇嘛曾說「死亡是我們生命的一部分」，都能幫助我們逐步接受這個現實，消化這股劇烈的情緒，讓心靈逐漸平靜下來。

## 坦然接受死亡，是開始也是喜樂

我想分享關於死亡的小故事。身爲一位療癒師，我曾針對「死亡」議題爲數百位案主進行療癒，包括垂死之人、失去親人的人和已經過世的人。有一次，我爲一位我很尊敬的台灣老師進行療癒。老師很擔心一位年紀輕輕的學生，這位學生陷入昏迷狀態，只能依靠機器輔助心臟跳動來維持生命，情況非常棘手。我在水晶缽音樂中，向這位老師、以及透過老師向昏迷的學生遠距傳送療癒能量。我告訴學生的潛意識：「請讓我透過老師向你傳送療癒能量。」學生不斷對我說：「謝謝！謝謝！」我在冥想視界裡看見她靠著自己的力量讓心臟跳動，聽到她「想要活下去！」的願望，我只能在愛之光裡爲她祈禱。

我尊敬的這位老師宛如心懷深厚慈愛的菩薩，醒悟了愛的方式：「想要拉人一把，想要救人。因爲想要救人，無法挽救時便悲傷不已。」我在水晶缽的音樂中療癒了老師「無法救人的悲傷」能量，將「與愛融爲一體」和跨越輪迴轉世的悲傷能量，與宇宙源頭的愛合而爲一。在我演奏的水晶缽音樂中，老師進入深層冥想狀態，經過五十分鐘療癒後，他告訴我看見的景象：「我看見非常美麗的黑色。在冥想中，我總是看見白色的光，但我在這段時間裡看到非常美麗的黑色，那意謂著非常接近死亡。那是下一個開始，也是一種喜悅，我在這次冥想中遇到如眞人一般的第十四世達賴喇嘛。謝謝你！」

面對垂死之人，我曾透過療癒感受到內心最深層的部分：「死亡，是我們生命的一部分。坦然接受死亡的時候，既是開始，也是喜樂。」聽過我所尊敬的台灣老師的一席話後，我對於德裔冥想老師努拉．卡夫特（Nura Kraft）於二〇一四年過世一事有了更深層的理解。我的父親在我撰寫本書時的二〇二〇年十二月過世，我也能更深刻理解此後發生的事。

我得知卡夫特老師的死訊後，爲她的冥福祈禱，透過冥想向她傳送愛之光。我感覺到卡夫特老師溫柔的無條件之愛包圍著我，她的存在之光變成巨大的光輝，散發純粹又濃厚的喜悅能量。

近四十年來，我一直認爲「死亡的一切全是悲傷。」我在冥想中感到困惑：「爲什麼哀悼卡夫特老師的死，向她傳送愛之光時，她會散發喜悅的能量呢？」緊接著，我在冥想中收到源頭傳來的訊息：「慶祝吧！」卡夫特老師用無條件之愛與世界各地許多人分享冥想，內心平靜地醒悟了愛。我爲她祈禱冥福時，她沒有執著於悲傷之類的情緒，反而化身成一道巨大的愛之光。

當我們懷著無條件之愛去生活，實現出生前就已訂下的目標，平靜地接受自己的死亡，與源頭的愛之光融合爲一時，就能用「慶祝吧！」迎接下一段旅程。這是我第一次體驗「死亡是爲了開心慶祝新的開始。」這個經驗令人驚奇，讓我一瞬間理解此前的種種困惑。卡夫特老師過世後的五年間，我透過療癒體驗到許多人的「死亡」議題，藉由台灣老師說過的話，理解將死亡視爲生命的一部分而平靜接受它的意義。

## 親近之人的離開

此外，我最親近的人之一，也就是我的父親重病和過世時，我剛好參加由藏傳佛教麥可・羅區格西舉辦爲期一週的藥師如來線上靜修活動，一起參加靜修的日本團員與我一起祈禱父親能早日康復。但我無法阻止父親離世，直到父親的心臟停止跳動的最後一刻爲止，我流著淚持續與家人和親友們一起祈禱，向父親傳送愛之光，依舊無法阻止父親死亡。

麥可・羅區格西曾說：「新冠病毒來自於我們每一個人，我們一直以來用包含語言在內的各種方式傷害人類和地球，促成了它的誕生。」我和參加藥師如來靜修的人一起宣示：「在藥師如來的引導下，我們每個人都成爲剛出生的嬰兒觀音，在每個人的人生裡累積善待他人的良善業力，成爲眾人的老師來拯救普羅大眾。」

我曾經數度爲好友的父親陷入重病時祈禱，透過療癒幫助他們恢復健康。我以爲幫助他人能產生良善業力，我和家人及眾多親友的祈禱一定能成爲父親的助力，但父親依舊遵循出生時的因果而撒手人寰。父親從年輕時開始抽菸，菸齡將近五十年。心愛的孫女出生後，總算爲了孫女和自己的健康而戒菸。此外，父親從年輕時就經常對最親密的伴侶，也就是我的母親施加各種殘酷的言語攻擊。

我們往往會產生只要維持健康，自己的生命就能永續長存的錯覺，因此忽略了保重自己，經常過度操勞而糟蹋身體。我們也會產生眼前的親近之人會一直存在的錯覺，因而態度不佳，用言語傷害他們。父親瀕臨死亡之際，我深切感受到必須好好珍惜和愛護自己的身體與心靈，以及用溫柔的言語善待周遭之人的重要性。

我父親的身體和精神狀態一直以來都非常強健，從年輕時期以來就鮮少生病。他白手起家創辦公司，守護家人和員工，在全家人眼裡他就像超人一樣厲害。不久前還和我講電話聊天的父親，卻成了火葬場的一縷骨灰，我和家人們看見父親的身姿變成灰燼後都淚流滿面。在自然和宇宙法則的因果之下，我坦然接受父親的死亡，我感覺父親深厚的愛溫暖地擁抱我的心靈和我全身的靈氣。雖然身邊再也看不見父親的身影讓我覺得很寂寞，偶爾會像小孩子一樣突然哭泣，但不可思議的是，我沒有感到失落，反而心裡滿溢著父親深厚的愛。

喪禮結束後，我的家人和佛教僧侶一起舉行爲期四十九天的誦經儀式。據說在這四十九天內會決定亡者下一次的輪迴轉世，根據佛教的說法，女兒與父親、兒子與母親的緣分更加緊密深厚。我偶爾會想起我和父親的前世，父親在前世曾是我的丈夫，他在今生也同樣盡心盡力守護我，我打從心底由衷感謝父親一直以來對我的守護。我在心裡與過世的父親進行交談，解除他的遺憾和愛別離苦的悲傷，爲他念誦《般若波羅蜜多心經》療癒他的心靈。我在心裡和父親說了許多話，療癒他因爲沒有多花時間陪伴家人而後悔不已的心。我告訴父親的心（靈魂）：「爸爸確實守護了我們全家和員工們！你的守護讓大家過得很幸福，爸爸就像超級帥氣的超人！爸爸是全日本最棒的人！」父親開心地說了一句話：「很高興我能出生在這個世界上！」接著化爲一道巨大的金色光芒。父親的光芒散發非常強烈的喜悅、幸福與愛之光，我當時便明白父親的存在能量上升了。

實現今生的角色和目的，懷著幸福的回憶和愛準備踏上下一段旅程之時，死亡便成爲即將展開新階段的喜悅。無論身在何方，所愛之人的存在之光都能聽見您滿懷愛意的心聲。

若讀者們周遭有親近之人過世，爲了化解亡者的遺憾和悲傷，讓他們懷著喜悅、幸福、愛與希望迎接下一段旅程，請大力讚揚他們努力生活的態度，「你眞的已經拚盡全力囉！」肯定他們爲今生付出的種種辛勞。此外，也請感受亡者的心聲，爲他們做一些美好的小事。我懷著父親和家人一起賞花的回憶，點燃散發梅花和櫻花香味的粉紅色線香，爲父親念誦《心經》。據傳，釋迦摩尼八十歲時吃了一碗在家人布施的蘑菇湯而往生，釋迦摩尼當時這麼說：「我的死，不是由烹煮蘑菇湯的人造成的。我會死，是因爲我降生於世。」

基於因果關係，所有出生的人總有一天一定會被送往下一個旅程。每個出生的人都不是單獨存在的個體，今生的性命是由漫長的生命旅程和心靈（靈魂）旅程交織而成，每個人都非常寶貴，因而必須珍惜善待自己和他人的身體與心靈。

## 體驗死亡

二〇〇九年，我在印度普那奧修②冥想中心體驗「死亡冥想」。我躺在昏暗燈光下，透過冥想迎接死亡。我以爲死亡就是停止呼吸，宛如安靜地陷入沉睡。我在冥想中想起自己的輪迴轉世，也想起許多次迎接死亡的一瞬間。在我面臨的各種死亡當中，有的人生經歷了幾乎迷失自我的劇烈悲傷與痛苦，有的人生年老時在家人的陪伴下平靜地迎接死亡，度過幸福的一生。

當我離開身體時，無論擁有多少物質，都會感到生命的短暫和總有一天離開這個世界的無常，接著我從冥想中醒來，睜開雙眼。在冥想中，我記得這一段人生的生活方式及迎接死亡的方式，都與下一次輪迴轉世有關。我也了解到，除了自然死亡和命運導致的死亡以外，自殺導致的死亡所產生的巨大傷害及業力，將持續殘留在不斷重複的漫長輪迴轉世裡，直到被淨化爲止。

我在冥想中想起，我的其中一世存在於一萬兩千年前的超古代雷姆利亞時期，隨著文明覆滅，我也痛失所愛，由於深切的悲傷與痛苦而選擇自我了結。「愛別離苦」，再也沒有比與所愛之人分離更痛苦的事了。離開身體後前往的下一個地方，就是失去愛的人會前往的盡頭之處（終結之處），那裡一片荒蕪乾涸，什麼都沒有。我在這個荒蕪的地方，毫無目標待了很長一段時間，這份孤獨感跨越了輪迴轉世，一直殘存在我心裡的記憶。

我透過冥想得知，一萬多年前一度自殺形成的業力，導致我經歷許多次沉痛悲傷的經驗，直到經由多次輪迴轉世被淨化爲止。我向無法阻止自己自殺的前世傳送充沛的愛之光，告訴自己的潛意識：「我再也不會傷害自己，我會珍惜自己，好好愛自己，仁慈善待自己。」緊接著，我發現跨越多次輪迴轉世、沉重無比的愛的痛苦能量竟然從我的心中流瀉出來。

我想要再次強調，珍惜自己，善待自己，好好愛自己是非常重要的事。我之所以成爲一位療癒師，選擇與眾人分享冥想與療癒這條路，是因爲我認爲有必要爲自己的心靈之路進行深層療癒。我深刻理解到，沒有永遠不見天日的黑暗，太陽一定會升起。即使我們身陷幾乎迷失自我的困境，也必須自始至終珍惜自己，照顧好自己，方能克服困境，好好活下去。

若讀者們的周遭親友有人自殺，請比照其他亡者爲他們祈求冥福，向他們傳送愛與光。沉浸在這些愛與光之中，亡者的心靈總有一天會獲得療癒與淨化，上升到更高的境界。有些案主跟我一樣擁有前世的自殺記憶，我希望他們能和普羅大眾一樣，都能在今生過得幸福，並且藉由造福他人爲自己帶來幸福。

我曾透過德國製的振動測量儀③進行轉世測量，結果顯示我的身體經歷過一百六十九次輪迴，代表我可能體驗過一百六十九次死亡。儘管我不記得這麼多次輪迴轉世，既然我出生並活在這個世界上，當然每一次都會伴隨死亡經驗。正如第十四世達賴喇嘛所說：「死亡是我們生命的一部分。」這種說法幫助我們更平靜地理解輪迴轉世的觀念。由於今生與下一次來世息息相關，因此更容易想像當下以良善、正直的態度來生活的重要性。

我認爲，平靜地接受過度強烈的情感和執著心也很重要，我和許多人的輪迴轉世都因此獲得療癒。重要的是，在日常生活中逐漸脫離這些強烈的情感和強烈的執著心，這不僅是提升今生意識的重要過程，亦是迎接死亡後，持續上升至更高維度的重要過程。

我們緊抓著越多的情感與記憶就越難上升，若以相同的意識水平持續徘徊在同樣的地方，就會導致今生與來世都必須面臨諸多困境。佛陀和僧侶之所以捨棄俗世，是因爲必須盡可能減少執著的事物。我們生活在世俗當中，也要保持內心平和的狀態，秉持正直與良善，將意識提升至更高的境界。我們執著不放的各種感情與記憶越少，越能專注於活在當下。「專注於當下」的狀態，即爲正念。

我自己平時偶爾會情感動搖、哭泣、想太多，有時也會生氣，我覺得保持正念對我幫助很大。儘管我記得許多次輪迴轉世的記憶，但或許是因爲我平時秉持正念，維持活在當下的狀態，所以即使生活在現代的一般世俗裡，我的精神層面也能呈現非常接近最終境界的狀態。

## 「愛」與「無條件之愛」的區別

佛教說：「愛是通往開悟的道路。」我想沒有其他任何課題比這個「愛」，更值得我們耗費一生、甚至透過輪迴轉世來學習了吧！將我們個人「愛」的本質純化至極致，讓它與宇宙源頭的無條件之愛融合爲一，這個過程能夠消除跨越輪迴轉世的痛苦，讓我們面對自身的黑暗並淨化心靈。我們自認爲是純粹的「愛」，往往後來才發現其實是產生痛苦的「愛」。基於對對方的愛意、期待、擔心、愛慾，或想要控制對方的慾望、想要佔有的慾望、想要被愛的慾望，以及義務、責任甚至是惦記對方的舊情，即使我們在腦海中認爲它是「愛」，其實它的本質通常不是「無條件之愛」，這種情況實乃人之常情。

佛陀說：「萬般皆苦。」我們基本的生存行爲衍生出「煩惱」的慾念，因此很難從痛苦中逃脫。「愛」被稱爲開悟的道路，但世上再也沒有比「愛」更容易帶給人們「苦」的事物。有本書紀錄第十四世達賴喇嘛回答德國孩童詢問的各種問題，孩子們問：「達賴喇嘛，你曾經戀愛過嗎？」達賴喇嘛回答：「我沒有戀愛過，但許多人曾向我尋求建議，因此我對戀愛的印象是，實在非常不容易啊！如果自己喜歡的人不怎麼喜歡自己，一定很痛苦、很悲傷吧！依我看，我作爲僧侶的人生，反而內心平靜又安定呢！」過著平凡生活的我們，愛人與尋求愛是很自然的事。當我們不被自己愛的人所愛、失去愛的人的時候，內心就會經歷巨大的痛苦。

當我解釋愛別離苦的時候，想起一本小說——德國作家赫爾曼・黑塞的著作《流浪者之歌》④。悉達多曾是佛陀的名字，但這本書的主人翁不是佛陀，而是講述一位同樣名爲悉達多的出家者的開悟之旅。悉達多年輕時生活在世俗世界，做生意大獲成功並與一位女子相愛。後來，他重拾自己原本的意志，對於生活在世俗中感到厭惡，發現貪欲並非自己想要追求的事物，於是他捨棄事業，離開自己生活的城鎮。然而當時的悉達多不知道與他相愛的女子已經懷上自己的孩子，悉達多脫離世俗後經過一段時間，與那位女子再次相遇，同時經歷她的死亡，並接手照顧已成長爲少年的兒子。兒子討厭悉達多遠離世俗生活的行爲，認爲父親是一個無法珍惜母親、沒有羈絆的男人。有一天晚上，他離開父親悉達多，朝城鎮出發。

悉達多十分擔心離家的兒子，他爲了尋找兒子在森林中拚命奔走，一想到兒子，胸口彷彿快要撕裂開來。他穿越森林來到河邊，注視著河川的水流，放下心中對兒子的愛執，明白萬物如同河川的水流，接受一切事物的本質就能讓內心獲得平和，體驗到了開悟。沒有什麼比放棄想要珍惜、所愛之人更痛苦的事。對於任何時代的任何人來說，再也沒有比和所愛之人分離更痛苦的事。

我們之所以想要重複輪迴轉世，正是因爲強烈希望再次見到所愛之人、回到曾經愛過的地方。我透過自己和許多人的療癒過程，理解了因果透過反覆的輪迴轉世來牽引彼此。當我們放下「愛」，接受對方的本質，這份愛就會轉化爲「無條件之愛」，從衍生痛苦的愛轉變成無條件的愛之光，迎來內心的平和，您會發現您的心靈與宇宙之愛的源頭合而爲一。放下對愛的執著是跨越輪迴轉世的課題，與宇宙源頭的無條件之愛融爲一體，或許就是脫離不斷反覆輪迴轉世的方法吧！

三十五歲以後，我花費許多年不停思考：「怎麼做才能結束輪迴轉世呢？」連眨眼的瞬間都在思考這個問題。產生這個念頭的契機，是我在三十五歲時，參加斯里蘭卡佛教徒蘇曼那沙拉長老的講談會受到的啓發。蘇曼那沙拉長老在日本出版許多佛教書籍，曾參與日本公共電視台NHK教育節目《傳遞心時代的人》。蘇曼那沙拉長老能夠一邊讀取參加者的想法，一邊配合聽講者進行演說。

這是我朋友參加蘇曼那沙拉長老的講談會發生的插曲。開場時，蘇曼那沙拉長老說：

「最近有些年輕人想要變成貓啊……」朋友非常驚訝，他正好在鑽研藥物學，覺得學習實在太辛苦，心想：「如果我是貓的話該有多好。」後來有一次，我很幸運在距離蘇曼那沙拉長老不到一公尺的地方聽他演說，他一開口就說：「人們總是想著一些莫名其妙的事情，像是人生很快樂之類的。其實你在輪迴轉世中不停轉啊轉、轉啊轉，在相似的地方一直繞圈子。你說人生是快樂的，但人會生病、不洗澡會發臭、不吃東西會痛苦、不喝酒還會活不下去哩！」

我當時是希塔療癒法的引導師，獲得十分不錯的收入，除了擁有時間上的自由，也樂於將冥想推廣給更多人。我覺得：「人生眞是太棒了！怎麼會如此快樂啊！」假如我沒有先聽過朋友分享「想變成貓」那段故事，我可能不會認爲蘇曼那沙拉長老「你覺得人生很快樂嗎？其實是在輪迴轉世裡繞圈子哦！」這段話其實是直接對著我說的。由於事前得知長老會「讀取參加者的想法，講必要的話」，這句話才深刻撼動我的心。

後來我理解到的是，蘇曼那沙拉長老想要傳達佛陀所說「萬般皆苦」的基本概念。蘇曼那沙拉長老告訴我們，今生於外在發生的事情，不會永遠快樂、也不會永遠持續。我後來才理解，我們爲了「抓住」各種慾望、情感與記憶，在相同的意識層裡不斷反覆學習。確實如此，我的外在發生的事，例如「太棒了，人生怎麼會如此快樂！」其實沒有一直持續下去，沒有一件事情會永遠持續，稱爲「無常」。

爾後，蘇曼那沙拉長老的話語深植在我心中。「究竟，我們爲何要不斷輪迴轉世呢？難道僅僅是因爲因果業力，我們就必須循環而無意識地被重複生下來、然後死亡的輪迴轉世嗎？」多年來我都在思考這個問題。

我接下來要分享的親身經驗，可能就是這個問題的答案。

## 從個人的愛轉變爲一體和諧，與愛合而爲一的時代

我們都曾體驗過無條件之愛的感覺。經過數日深層冥想後，我在深厚的慈愛中進行療癒時體驗到這種感覺。

我在今生遇到一位年輕男子，我記得曾在多次輪迴轉世裡與他相遇。初遇時，我想起了對他的深愛和純粹的愛。我原本是一束光時，那位男子是我初遇的第一道光；我們曾是伴侶、姊弟，也曾是深愛彼此的戀人。我們都擁有兩道光合而爲一的記憶，我無條件愛著這道存在之光，如同日出日落的景象一般自然。當我封閉內心，強硬割捨掉這份愛意時，我發現

我的存在之光越來越微弱。

即便我敞開內心，但當時我已經結婚，與他的關係只是曾經聊過幾小時的普通朋友。我見到他的數週之後，他就與另一位女子交往了。我經歷過現實中無法在一起的愛的痛苦，離我遠去的他宛如一面鏡子，讓我得以面對自己，在接下來的諸多日子裡，不斷沉浸在冥想中。我想起在許多次輪迴轉世裡，與他愛別離苦的痛苦記憶。由於自己的前世業力，導致我們今生無法在一起，我一個人獨處時，湧現出無力扭轉輪迴轉世的悲傷痛苦而淚流不止。大哭一場後，對於強烈愛執而造成的痛苦，一下子全都宣洩一空。

透過這次相遇，我在冥想中療癒了輪迴轉世愛別離苦的痛苦，逐漸理解爲何經歷多次輪迴轉世的理由。「我們懷著期望與所愛之人再度重逢的念頭，主動不斷重複輪迴轉世，一次又一次與應該要化解業力的對象相遇……」

我連續好幾天不斷冥想，除了想起跨越輪迴轉世的愛的痛苦，也花費許多時間逐漸消除潛藏在內心的諸多黑暗、魔性與邪惡。我在冥想中消化了內心積累的魔性、邪惡與黑暗，漸漸理解佛陀與群魔戰鬥的意義。魔性能量的本質會從各種看不見的角度暗中阻礙我們與無條件之愛融合爲一，讓我們產生與愛分離而受傷的幻覺。

## 一體和諧（Oneness）

我三十五歲時，與德國冥想老師一起持續進行深層冥想後，體驗到一體和諧的感覺，領悟「我和你沒有區別」的「無我」境界。心靈平靜的狀態下，沒有時間、沒有聲音、我的身體也沒有界限，其他一切事物彷彿全都不存在，宛如身處「空」之中。

在這片「空」之中能夠看見事物的本質。比方說，表面上聽到的是一種聲音，但我能分辨這道聲音像波浪一樣，也像粒子一樣，詳細辨別這道聲音包含的各種現象。此外，我的內在思維和心靈都很平靜，心中充滿寧靜的喜悅。經過冥想後，這份內在的喜悅平靜地維持很長一段時間。

當我們直視世界的本質，與宇宙源頭的愛之光融為一體時，我們的個人愛就有可能與宇宙之愛的源頭合而為一，達到「一體和諧」。

西班牙作家亞歷士．羅維拉（Álex Rovira）和法蘭西斯科．米拉雷斯（Francesc Miralles）以阿爾伯特．愛因斯坦為主題，共同創作一本小說《最後的答案》。這是一本創作小說，在日本早已廣為人知。在小說裡，愛因斯坦一生以科學家的身分而活，在他死前，把對女兒個人的無條件之愛與遺憾反映至對人類的無條件之愛與遺憾，藉此深刻理解對神（宇宙）的愛。小說的內容非常感人，以下摘錄片段與大家分享。

阿爾伯特．愛因斯坦寫給女兒的信件部分內容，摘自小說《最後的答案》：

親愛的莉瑟兒：

我從來沒有親近過妳，在我最後離開（死亡）之前，

我想把一生中最有價值的發現交到妳的手中。

有一股非常強大的力量，

迄今科學仍未找到正式的解釋。

這是一股包含並統領一切的力量，

它存在於宇宙的一切現象背後，

但我們尚無法定義它。
這股宇宙的力量就是愛。

科學家期望研發宇宙的統一理論，
他們卻遺忘了這股最強大的未知力量。

愛是光。
它啓發了那些給予和得到愛的人。
愛是引力。
這就是爲何一個人會被另一個人吸引的原因。
愛是力量。
它擴散了我們擁有最善良的事物，
因爲它不允許人類在盲目的自私中滅絕。
愛是擴散，愛是啓發。

我們爲愛而生，進而死亡。
愛是上帝，上帝就是愛。
這股力量解釋一切，賦予生命意義。

這是長期被我們忽略的變數。
我們懼怕愛，
或許是因爲這是宇宙中唯一人類還無法用意志駕馭的能量。

爲了讓愛清晰可見，
我用最著名的公式作爲簡單的替代法。
我們承認用以下的內容替代「$E = mc^2$」。

療癒世界的能量，
可以通過以光速的平方增長的愛來獲得，

因爲愛無止盡，
我得到的結論是，愛是存在的最大力量。
那些背叛我們宇宙的其他能量現在人類已經無法利用和控制，
我們迫切需要其他能量來滋養我們。

如果我們希望自己的物種繁衍續存，
如果我們想要發現生命的意義，
如果我們想要拯救這個世界以及居住在此的所有生靈，
愛是唯一答案。

也許我們尚未準備好製造愛的炸彈，
這個裝置具有強大威力，
可以徹底摧毀能夠導致這顆星球毀滅的仇恨、自私與貪婪。
然而，

每個人的內在都有一台微小又強力的愛的發電機，
等待釋放能量。
當我們學會給予和接受這股宇宙能量時，
親愛的莉瑟兒，
我們的愛就能戰勝一切，
我確信愛擁有超越一切的能力。
因爲愛就是生命的精髓。
我爲沒能表達我的內心而深感遺憾，
我的一生都爲此不爲人知地遭受鞭打。

現在道歉恐怕已太遲了，
但時間是相對的，
我必須告訴妳：
我愛妳，

因爲妳，我終於找到最終答案。

阿爾伯特・愛因斯坦

妳的父親

日本是唯一遭受原子彈轟炸的國家，愛因斯坦雖然沒有直接參與製造和投擲原子彈，他是期望和平的科學家，但他的科學理論最終奪走許多人命。愛因斯坦流淚向日本諾貝爾物理學獎得獎者湯川秀樹道歉：「我傷害許多無辜的日本人。我誠心希望能獲得原諒。」他在去世的前一年一九五四年曾說：「如果我能預見廣島和長崎的轟炸，就會毀棄我在一九〇五年發現的公式。」

科學過於強大，就會超出人類力量能掌控的範圍。儘管大多數人熱愛人類並渴望和平，一旦人類和科學都失去控制，就有可能發生無法挽回的危機，導致文明覆滅。

我希望隨著科學技術發展，當我們開始了解基本粒子的世界時，科學、愛與技術將成爲一體，人類的潛意識彼此連結，讓愛成爲社會與世界的基礎。

我有預感，從今往後的人類將喚醒愛的力量，在輝煌時刻將意識提升至極致，調和自然、科學與技術，朝著與源頭的無條件之愛合而爲一「一體和諧」的方向逐步邁進。這也是我跨越一萬多年輪迴轉世，埋藏在久遠內心記憶的深切盼望。

活在當下的我，希望透過療癒、水晶缽的音樂和本書的內容，傳達內心愛的力量。

---

註釋：

①摘自《達賴喇嘛與孩子們的對談》（譯注：該書沒有中文版，書名暫譯。）

②奧修（一九三一年～一九九〇年）（OSHO：Bhagwan Shree Rajneesh），知名印度大師，將印度神祕主義傳播至歐洲、美國與日本等地，是當時提倡靈性世界覺醒的大師，許多人紛紛慕名前來聚集在他的門下。

③使用的是 RAYONEX 公司 https://www.rayonex.de/ 的振動測量儀，它是透過測量擺錘震動來判定的流變儀。

④又譯《悉達多》。

# 2

# 什麼是療癒

## 關於「愛的光源療癒」
## Arkhē Healing

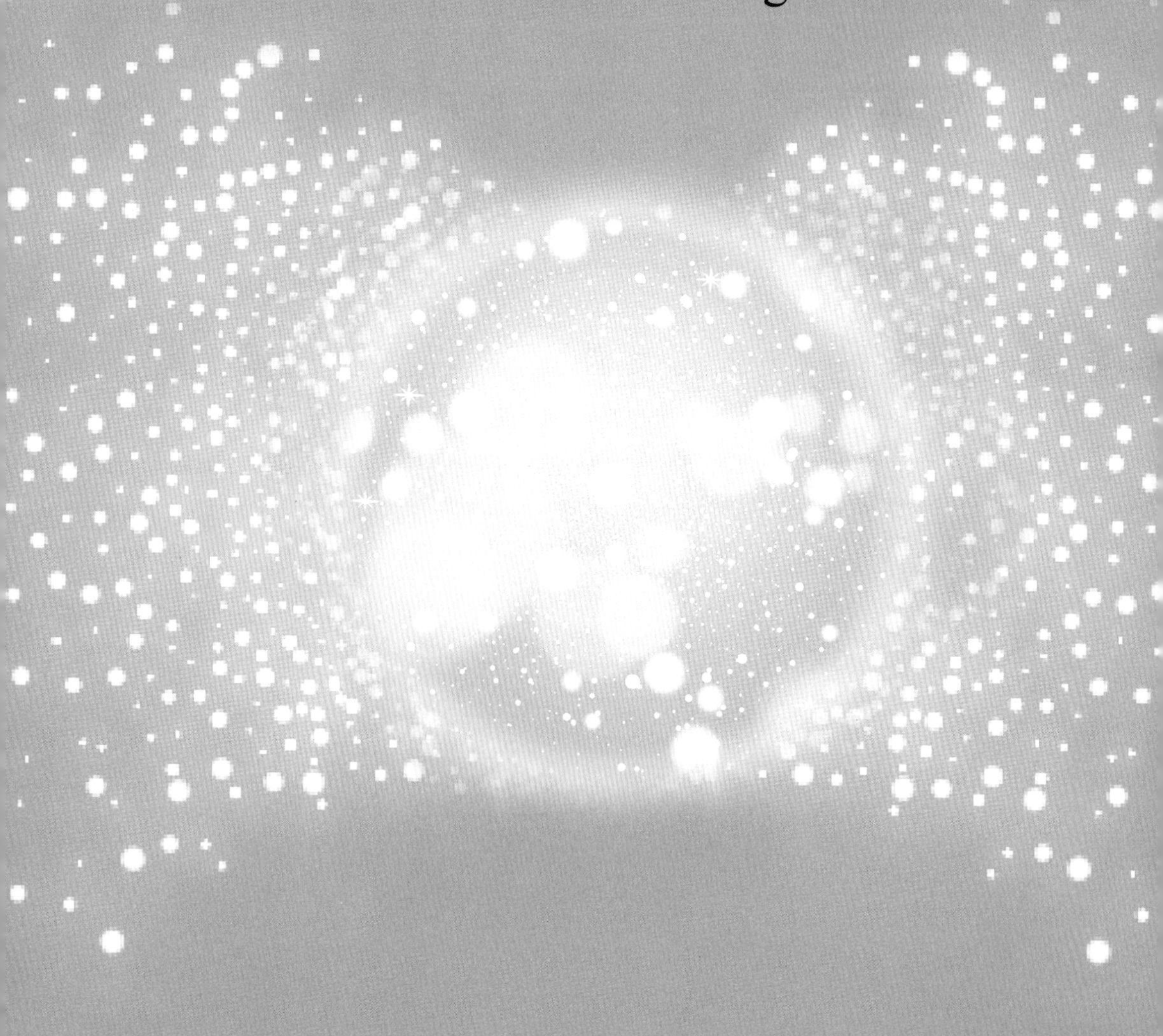

## 療癒是以無條件之愛奉獻自己

可能有不少人是第一次聽到療癒（healing）這個詞，療癒就是修復心靈與身體。

我單純地喜歡透過能量進行療癒，這是一項非常幸福的工作，可以透過無條件之愛的能量，幫助人們緩解痛苦的能量。能量是看不見的，一切存在都能化爲能量，存在的一切都具有波動，所有事物都在振動。無條件之愛的能量具有高度振動，可以療癒身心。

### 什麼是「無條件之愛」呢？

讓我用現實世界簡單明瞭的例子來說明。您可能有過這種經驗，小時候肚子痛，媽媽、奶奶、阿姨或姊姊用手幫忙揉一揉肚子，疼痛便神奇地消失了；或是趴在媽媽或奶奶的背上，就不再感到疲憊和寂寞。我們小時候曾有許多機會體驗被母性的無條件之愛療癒的經驗，這種母性的愛與奉獻精神，是療癒人們最重要的因素。無條件之愛與慈愛是療癒的根基，有了這樣的基礎，人們自然會獲得療癒。

當然，如果擁有撫養嬰兒和小動物的母性經驗，那麼不僅女人，男人同樣也能理解無條件之愛的感覺。給新生兒餵奶時，有些男人也能為孩子灌注不求任何回報、無條件之愛的母性，我認為母性是在不斷給予無條件之愛的過程中培育而出的。

當母親將自己的血液轉變為白色的母乳，餵養無條件深愛的孩子時，她同時給予並獲得了無條件之愛，感受到洋溢幸福的愛。充滿母性與奉獻精神的無條件之愛的能量，宛如萬物生靈的萬能藥，是一股支撐及孕育生命的能量。

有些人可能在童年的成長經歷中受到重大傷害，在療癒過程中，這些人內心的痛苦非常強烈，讓我的胸口也跟著疼痛不已。有時我為案主療癒童年時期的深刻傷痛記憶時，會在冥想視界裡看見案主剛出生的新生兒模樣。有時我會看見這個嬰兒被人抱在胸前哺餵母乳，並且被抱在懷裡一段時間的景象。當案主需要無條件之愛的時候，我就會看見這幅景象。許多人進行療癒後，都能明顯露出恢復活力和平衡的模樣。所有生靈都需要無條件之愛，每個人都把這種無條件之愛當作生存糧食。

西元一二〇〇年左右的中世紀歐洲進行過一場悲慘實驗，以便了解人們是否以無條件之愛為生存糧食。護理師給剛出生的嬰兒餵奶，但完全不能抱嬰兒，不能看著嬰兒的眼睛微笑，也不能跟嬰兒說話。生活在這種情況下的可憐嬰兒，即使喝了牛奶也活不下去，很快就過世了。

透過源源不絕的母性之愛進行肌膚接觸，懷著無條件之愛的能量進行對話，人們才能健康地活下去。假如在童年時期的成長過程中擁有非常痛苦的經歷，而您克服這些經歷倖存下來，卻不記得小時候的事，實際上正好證明了有個懷著母性的人，花費許多時間爲您提供擁抱，並微笑著對您說話。除了哺餵牛奶和母奶以外，換尿布和衣服時也有許多肌膚接觸，還要花費心思、精力和時間爲孩子沐浴和餵食嬰兒食品，給予關懷，這些都是給予母性之愛的證明。每個人對於心痛的記憶，總是比內心溫和平靜的記憶來得更加強烈。無論過得多麼艱辛，請不要忘記您是被人愛著的，才能存活至今。

我的任務是在療癒過程中，與自己心中無條件的愛之光源頭，以及宇宙源頭的愛之光連結。我在源頭的愛之光裡進入深層冥想狀態，在水晶缽的樂聲中，盡可能用高度振動的愛的能量療癒艱辛的記憶、震驚、創傷、悲傷和恐懼的能量。用無條件之愛的能量療癒痛苦記憶的同時，也要在內心深處逐漸學習寬恕自己和他人，愛上並尊重自己原本的樣貌，讓自己獲得幸福。

宇宙和地球都充滿愛，比如各種植物滿溢著無條件之愛的能量，爲生靈大方持續地提供食物和飲料，並製造最重要的氧氣，且不求回報。即使我們付錢在超市購買蔬菜，如果缺少對宇宙和地球無條件之愛的支持，我們就無法生存。

無數無休止、貌似看不見的無形的愛，支撐著我們的存在，當我們尚在母親的肚子裡，一直到被生下來撫育成長的過程中，都可能在與父母和其他人來往的關係中遭受心靈創傷。這些經歷來自於與過往和前世相關的因果，透過療癒和深層冥想了解當時的原因，進而化解這些痛苦記憶和情感能量，讓心靈回歸平靜，這就是療癒的功用。

還有一個貫穿本書的觀念想與您分享：我們每個人都與自己「內在的源頭、內在的光」緊密連結，它也與「內在的平靜」、「內在的幸福」、「內在的喜悅」、「內在的力量」相互連結。比方說，若僅從文字層面來理解「無條件之愛」、「無償的慈愛」，那麼無論對誰而言都沒有太大意義。當我們與內在的光連結在一起時，內心自然會洋溢「無條件之愛與慈愛」，心靈感受到內在的平和、幸福、寧靜與喜悅，長期與這道光連結，能讓自己和他人獲得幸福。我認為本書的用意之一，就是向大家傳遞「內在的幸福」。

## 療癒的無條件之愛從何而來呢？

它來自我們心中愛之光的「源頭」，我認爲，心中愛之光的「源頭」是眞我，也就是內在的神。有人問我，我在進行療癒時，連結一切存在的「源頭」究竟是什麼？我把它視爲存在的能量，就像宇宙的源頭、宇宙誕生大爆炸那樣的能量。「源頭」只是一股存在的能量，沒有上下階級，也沒有善惡之分。同時在我們的心中，也有一個宛如鑽石般閃耀、充滿無條件的愛之光的「源頭」。我爲案主療癒前世之後，他們的心臟脈輪開啓時，彷彿能看見他們的內心散發像鑽石一樣耀眼的光芒。

我之所以明白我們的內心充滿愛之光，是因爲我在冥想中回憶起久遠的前世，也就是雷姆利亞超古代文明的記憶。當時，人類與愛融爲一體，處於沒有分離感、一體和諧的意識狀態。此外，二〇一一年麥可．羅區格西到日本舉行講座，傳授自他交換修持法，這是一種想像內心蘊含鑽石光芒的冥想法，也讓我學習到了這項理念。

藏傳佛教的自他交換修持法，能夠用心中的鑽石粉碎人們的痛苦，是一種非常棒的冥想法。《金剛般若波羅密經》的「金剛」就是鑽石，般若代表「智慧」。我的解讀是「讓心中的鑽石熠熠生輝的智慧。」爲了獲得讓心中的愛之光猶如鑽石一般閃耀生輝的智慧，我認爲首先必須理解「無我（你和我沒有區別）・空（沒有實體，沒有框架和限制）・無常（不會永遠持續不變）」。

我的靈性之路是循序漸進的。我的理解是，首先經歷過自己的靈性體驗，然後學習相關理念，與他人分享，反覆實踐，進行驗證，並持續觀察現實生活中發生的各種現象。這趟旅程把點和點串連成線，猶如把拼圖一片片拼起來的經歷。

二〇一三年，我三十五歲，當時與冥想老師一起進行爲期一週的深層冥想。我環顧外面的世界時，看到眼前是一片散發細微光輝的光粒子。同時，這片細小的光粒子從天上傾瀉而降，讓我大爲震撼。經由這個體驗，我明白一切存在都是宛如細微光輝的粒子。

當我看見這一幅令人震撼、閃耀金色光輝的美麗世界，忍不住感慨：「我們的世界就像眾多光粒子的集合，一切都閃耀得光彩奪目。」一切都是能量，一切都是粒子。這次體驗讓我領悟了「空」，我的療癒把一切視爲能量，透過釋放來自一切「源頭」的無條件之愛的能量，與內心「源頭」的愛之光一起實施療癒。

過往和前世的記憶與因緣造成身體和精神的痛苦，比如多年來緊抓不放的情感與焦慮不具備實體，可以把它們視爲不存在的「空」。療癒就是把痛苦和焦慮的能量代入「空」的觀念，藉由與「源頭」連結來緩解。

我在日本、台灣、新加坡等地拜訪年長者、視障人士與罹癌病患，長期自願爲他們提供療癒服務。對我來說，這是發自內心與他人分享無償慈愛的重要時刻。我進行療癒時，有時會遇見天神的愛之光。這種存在的愛之光，正是眼前的病患和年長者內在的神，也是他們眞我的光。同時也是已過世的家人用無條件之愛守護他們，以及基督、佛陀與觀音等諸位尊者的愛之光。

在療癒過程中面對眼前的人，慈愛的本質越良善，越能感受到自己和對方內在的神、亦即眞我的光越閃亮耀眼。這種純粹的無償慈愛之舉，讓我和對方都能深層相互療癒，是一段令人驚奇的特殊經歷。心中的慈愛越純潔，越能淨化內心，消除魔性。

進行療癒時，能夠感覺與對方互相接納、融爲一體，彷彿施予療癒和接受療癒的人都不存在，只剩下彼此內在之神的愛之光，這些都是我個人體驗到的感覺。佛教《心經》的漢字有「心」這個字，或許意謂著我們的「心」中蘊含宛如鑽石般閃耀的愛之光，我們必須精心守護這道代表眞我的愛之光，讓它熠熠生輝，並與他人分享這道光。這道光又與一切源頭的愛之光合而爲一，讓心中的眞我之光像鑽石一般閃耀而不至於蒙塵。

我希望懷著慈愛盡力去幫助他人，同時盡可能淨化自己的心靈、思維與行動，散發心中的愛之光。與我們相遇的每個人都有屬於自己的愛之道，我們應該與他人分享喜悅，幫助自己和他人一起獲得幸福，致力於以成熟的心態完成這趟旅程，這就是我們的靈性之路。

我想起達賴喇嘛說過的話，「地球不需要更多成功人士，地球眞正期盼的是能夠實現和平的人、療癒他人的人、有能力修復的人、傳誦故事的人，以及熱愛一切事物的人們。」

我的心中時時謹記，療癒不是一份工作，而是一項行動，「爲何而做」的動機非常重要。我認爲從長遠的角度來看，這份動機會反映在未來發生的結果中。我希望爲了無條件之愛而持續進行療癒，爲他人消除痛苦，讓自己和他人都能獲得幸福。

## 蔚爲風行的替代醫療

作爲現代人，不分世代與人種，許多人都在追求替代醫療和綜合醫療的療癒方式。我希望在不久的將來，療癒能結合保健方法與西洋醫學，成爲更多人熟悉又容易實施的自然康復之法。

我聽聞在英國與歐洲，能量療癒可以作爲替代醫療的一環被納入健康保險，日本也有許多護理師學習療癒並運用至臨床上①。在德國已有醫師採用振動醫學，振動療法之一的生物共振法（Bioresonanz）②已在五千多間醫療機構施行。使用振動測量儀和振動發射器，能夠用無形能量的振動治療風濕病、過敏性疾病和癌症等難以治療的疾病。在日本，醫師也會向癌症病患提供催眠療法③，有些病患的治療效果非常顯著。

我認爲，高品質的療癒首先必須相信人類擁有的生命力，增強身心自然療癒的能力，讓意識、精神和靈性都能平衡又健全地提升。我個人認爲一切都是能量，我根據自己的心路歷程開創的獨特能量療癒「愛的光源療癒」，讓無條件之愛的振動流遍全身，讓身心更加健康安穩地發展，把振動提升至寧靜平和的狀態，爲人們提供自然的療癒方式。這種療癒法鼓勵案主發掘自己的內在，喚醒內在力量，盡可能緩解與前世相關卻尚未化解的業力能量。

我把自己心路歷程中自然形成的能量與療癒結合，搭配水晶缽的振動樂聲進行療癒。利用水晶連續發送固定頻率的特性，把無條件之愛的振動集中傳送給身體和能量。透過水晶缽的音樂，任何人都能自然又輕鬆地把腦波轉變爲θ波。如此一來，療癒師和案主都能一起進入深層冥想的催眠狀態，對於心理、生理和靈性療癒帶來更顯著的效果。在爲案主進行水晶缽能量療癒後，許多人都表示身體和心靈都獲得改善。

許多現代人承受龐大壓力，不少人有憂鬱症和失眠問題，有些人更因此導致心肌梗塞或腦梗塞。我曾幫助罹患心肌梗塞或腦梗塞的病患，在緊急情況下即時讓身體狀況穩定下來，透過能量療癒和水晶缽的音樂，幫助他們改善術後狀況。

我也曾幫助面臨身心壓力、憂鬱症狀、失眠、創傷症候群等束手無策的案主，透過療癒能量協助他們康復。也曾爲手術後、遭遇意外事故、無法離開工作崗位的工作狂案主進行療癒。儘管每個人的情況不盡相同，大多數人接受療癒一陣子之後，身體和心靈狀態都穩定下來，逐漸好轉。

我在冥想狀態中，從案主的潛意識獲得相關資訊，據此爲他們進行療癒。舉例來說，當下面臨龐大壓力和失眠問題，有可能是想起潛意識的記憶而造成的。對有些人來說，這些問題源於童年時期的創傷記憶。有些人的工作壓力喚醒了DNA裡祖先遭遇戰爭的痛苦情緒，導致心靈陷入緊張和難過的困境。有些人則因爲人際關係受到衝擊，想起前世經歷戰爭的感覺，導致憂鬱沮喪。

我們不斷反覆輪迴轉世，在生命之路上持續前進，因而形成存在於當下的模樣。進行療癒的過程中，我會盡力告訴案主造成各種現象的根本原因。我希望大家對長年困擾的感官症狀和身心狀態感到束手無策時，能嘗試用療癒來緩解，找到改善身心健康、維持平靜狀態的方向。

## 「愛的光源療癒」是什麼

### 「愛的光源療癒」由來

我在二〇一一年曾委託研究室測量我向普通水晶灌注能量前後的振動數值。灌注能量後的水晶振動是灌注前的兩倍，是當時振動研究室得到的最高數值（S +42.5），這個數值遠高於保健產品業界的平均水平。之後到了二〇一九年，在不特別重視健康的便利商店和超級市場販售的普通水和普通食品，其振動值已非常接近十年前研究室測得的最高數值。也就是說，十年前在日常生活中感覺不到的高振動值，如今已成為整個世界的正常水平振動值。

我很驚訝過去十年來，整個世界的振動上升這麼多。世界的振動值翻了一倍，代表我們人類的精神層面提升許多，正朝著進化的方向前進。如同二〇一〇年的情況，一九九四年當時每天冥想的人大概僅限於僧侶，如今有成千上萬的人參與冥想，甚至連 Google 等大企業都紛紛引進冥想。

現在有很多人經常練習瑜伽，由於瑜伽原本是爲了加深冥想的準備運動，因此隨著瑜伽進入一般人的生活，冥想也自然而然在全世界普及。我感覺我們的日常活動已自然地轉變爲提升精神層面的全球性活動，與整個地球不斷上升的振動相互作用。有鑑於世界的振動增加和全球趨勢，我的精神之道「愛的光源療癒」也自然地因應而生，之後也將有許多療癒師自然地出現在地球上。

第十四世達賴喇嘛曾說：「今後的世界需要慈愛。」假如缺乏愛、感謝與慈愛，這個劇烈振動的地球可能很快發生惡質的破壞與創造，造成巨大犧牲。我堅信，愛與慈愛是我們進化之路特別不可或缺的關鍵因素。

我不想讓人誤以爲雷姆利亞和亞特蘭提斯這種夢幻般的超古代文明的名稱和形象，是只能透過能量療癒而專屬於某些人的特別所有物。並不是擁有能力的特殊人物才能進行療癒，除了超古代文明的雷姆利亞和亞特蘭提斯以外，古埃及文明和馬雅文明，數千年來至今的日本與全世界，人類都與宇宙能量和自然能量建立起非常漫長的連結，我認爲人類的進化與靈性之路自然地促成「愛的光源療癒」。

## 愛的光源療癒（Arkhē Healing）——整全療癒系統

Arkhē Healing 這個名稱來自希臘語的 Arkhē，在自然哲學中的意思是「原始起源，宇宙的基本原理，萬物的起源。」Arkhē Healing 是一種學習，以自己的方式分享熱愛的事物。舉例來說，藉由頌缽或水晶缽的聲音，以及唱誦（透過發出聲音進行聲音療癒）的聲響和話語進行振動療癒；透過色彩或藝術作品等顏色進行療癒，使用香氛或草藥等氣味進行療癒；以美容爲主題，透過草藥、化妝品、運動身體的瑜伽或舞蹈讓我們變得美麗又健康。透過調整身體或阿育吠陀來平衡身體，藉由身體按摩改善淋巴流動。攝取營養的食物調理身體，採用花卉和草藥等植物療法，利用水晶等礦石的力量進行療癒。請每個人選擇自己喜愛的事物爲主題，例如：爲即將肩負起未來的孩子們進行療癒，爲動物療癒等，您閃耀的天命蘊藏在您熱愛的事物當中。Arkhē Healing 不僅學習療癒，也是一門哲學，是一種綜合教育，我們致力於培養眞正的光之工作者與眞正的能量療癒師，讓他們綻放內心的愛之光。

某天晚上，我在半冥想時做了一個神奇的夢，一顆閃亮的星星飛向我，進入我的身體

光 Light
療癒 healing

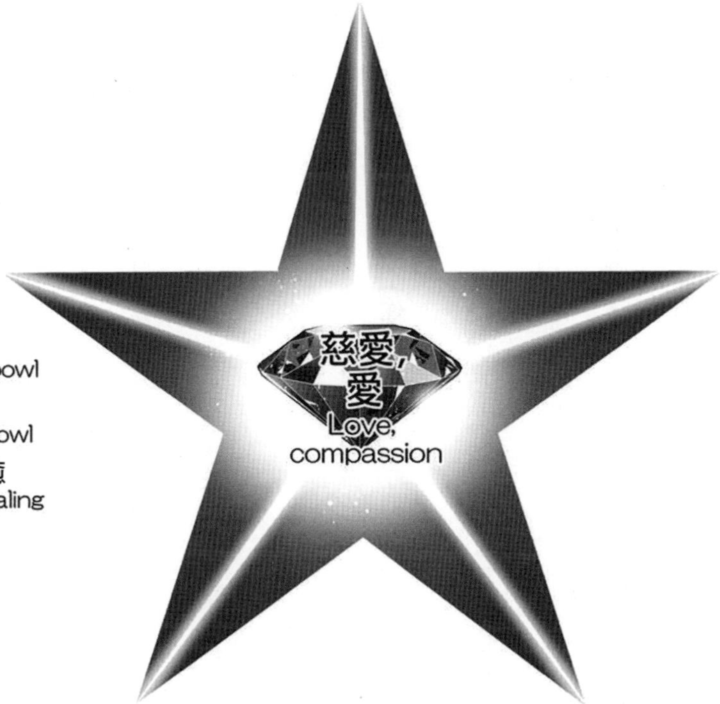


聲音
Sound

頌缽
singing bowl

水晶缽
crystal bowl

聲音療癒
voice healing

真言
Mantra

呼吸
Breathing

冥想
Meditation

正念
Mindfulness

身體
Body

瑜伽
yoga

( 食物, 花精, 草藥 )
( food, flower essence, herbs )

精神
Spirit

倫理
ethics

心理學
psychology

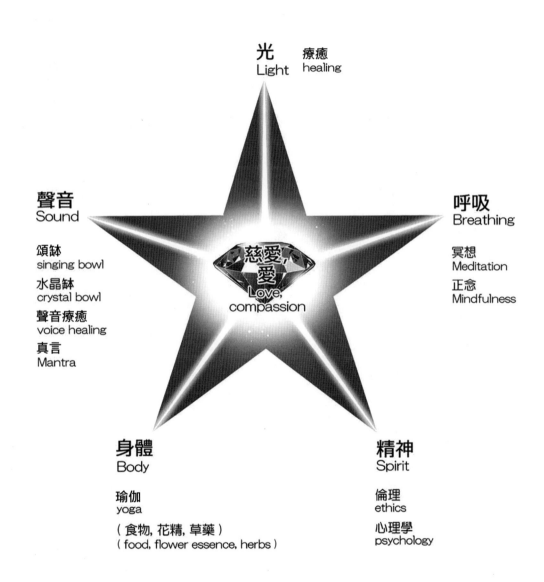

裡。這個夢給我的感覺太棒了，於是我在星星中心設計了鑽石符號。星形也可以視為人形（雙腿、雙手、頭），中心的鑽石是每個人心中源頭的愛之光。從這幅圖案中，我感覺到與我相遇的每個人內心都綻放光芒，每個人都像星星或鑽石一般耀眼奪目。每個人的道路都不一樣，但只有一個源頭，這也意味著我們正一步步向宇宙起源。傳達自然平衡身體、心理、精神層面的整全療癒觀點（包括身、心、氣、靈的整體療癒），是送給新時代人們的溫柔禮物。

## 施行「愛的光源療癒」準備工作

我要介紹的這種原創療癒方式是一種「點化」（Attunement），把宇宙愛之光的「源頭」與對方內心愛之光的「源頭」相互連結，開啓頭頂的脈輪，傳送宇宙愛之光的「源頭」並與對方整體存在的能量連結。經過點化後，就能透過意識使用愛的光源療癒的能量迴路。

開啓連結源頭的能量迴路之前，我盡力為對方消解與前世相關的舊能量。每個人接受約九十分鐘的點化，大多用於淨化輪迴轉世的傷痛記憶和邪惡及魔性能量，消解童年時期和遺傳的舊能量。可能的話，讓對方接受一至兩次九十分鐘的療癒後，再進行點化。

消除的舊能量越多，進行療癒時對自己和源頭的信心就越強。接受點化後，請每天療癒及淨化自己，以溫柔的心療癒對方。用無條件之愛療癒人們與動物的時光是很美好的體驗，用越深厚的無條件之愛與慈愛作爲療癒的動機與行事準則，越能加深對自己和他人的療癒效果。

**基本原則**

- 相信自己內心無條件之愛的愛之光源頭。
- 相信一切存在之源（宇宙源頭）的愛之光。
- 秉持一顆溫暖柔和的心，用愛與慈愛作爲行事準則。

照顧好自己並相信自己和宇宙，敞開內心，就能向世界傳送愛之光。無論是否成爲療癒師，這一點對每個人都很重要。經過點化並開啓迴路之後，就能透過意識讓愛之光的能量流動，與自己有著深厚關聯的事物相互連結後，便可自然地療癒自己與他人。即使對方不在眼前，也能遠距離傳送光芒進行療癒。經過點化後，即使不使用能量，與源頭連結的迴路也不會閉合，與他人共享迴路的同時，也療癒自己的潛意識，傳送和接受愛之光是雙向相通的。

剛開始時，有些人可能無法將療癒能量使用在他人身上。經過點化後，請每天讓無條件之愛的能量於全身流淌，把它運用在自我療癒。也可以把愛之光灌注到白開水之類的飲料和食物裡。我希望讀者們藉由療癒自己和他人的過程，遵循自己的內心並發揮才能。

我希望您與對方由衷的愛相互連結，擁有 Only one 獨特的療癒方式。有些人可能與繪畫、音樂、天然飲食、香氛、身體按摩、動物、兒童、水晶、天使及塔羅牌有關。除了成爲能量療癒師，也可以從事相關工作，例如：和藝術及身體有關的瑜伽師和整脊師，醫療領域的護理師和看護人員，教育類的幼兒園老師和狗狗訓練師等。

## 透過療癒平復潛意識的記憶

我的療癒方式「愛的光源療癒」其實很簡單，只要與愛之光的源頭連結，開啓能量迴路，任何人都能透過自己的感受運用愛之光的能量。您要做的就是讓能量流動，專注於讓對方被愛之光療癒，如此而已。

閉上眼睛就無法接收外界訊息，可以更加專注去感受潛意識與能量。閉上眼睛讓能量流動時，有些人會看見顏色，有些人會看見前世，有些人會看見宇宙，有些人會看見童年時期，每個人都會自然而然看見並感受到自己需要的視界。當您想用左腦去理解應該消除何種能量，例如「童年時期的悲傷」、「無法選擇幸福的遺傳體質」、「無法接受愛的前世記憶」等，只要向愛之光提問，就能用言語理解它。

首先請您珍惜自己的感受，懷著一顆平和穩定的心，祝願自己和他人獲得幸福。儘管由我開啓能量迴路，但通過對方心中源頭的愛之光，是專屬於他且獨一無二的愛之光能量。每個人作爲療癒者感受到的能量和看見的視界都不一樣，每位案主對於療癒能量的接受敏感性也不盡相同。

療癒也能平復潛意識，潛意識非常廣闊，有一種說法說它自動佔據我們80%的人生。潛意識的記憶包括輪迴轉世的前世記憶、腹中胎兒的記憶、嬰兒時期的記憶、童年時期的記憶、DNA遺傳的記憶、祖先的記憶、國家和地區文化的記憶等大量記憶。據說我們有意識地思考和做出判斷的顯意識範圍約爲20%。（我在二〇〇九年學習希塔療癒時，習得與潛意識種類相關的概念。）

此外，物理學把世界劃分爲兩大類。一類是宏觀世界，「研究認知後的自然界現象的物理學。」另一類是微觀世界，「研究認知前的自然界現象的物理學。」宏觀世界被稱爲「顯意識世界」，我們認爲是現實的認知後的世界稱爲「顯現象的世界」。微觀世界被稱爲「潛意識世界」，是我們認知前的「潛現象的世界」。我們無法直接看見、聽到、品嘗、觸摸、嗅聞的世界稱爲「潛現象的世界」。

潛意識與我們的現實有何關聯？比方說，有個人的顯意識不斷反覆想著「演講時不要緊張，不要緊張！」他的身體和內心便自動反應出非常緊張的現象。這種緊張的源頭是一種自動反應，舉例來說，在本人都不記得的潛意識記憶裡，當他還是腹中胎兒時，吸收來自母親的緊張感而形成容易緊張的原因。

人的行爲很難直接改變，由於本人沒有察覺，在無意識中形成的潛意識記憶，會自動從各種感覺做出身體反應，使人不知不覺做出這些行爲。我透過冥想找出案主無法解釋的痛苦原因，消除來自童年時期、前世或與遺傳相關而殘留在潛意識的情感與創傷能量，把它轉變爲無條件之愛。

我認爲，「空」的概念能消除巨大潛意識的框架，將一切現象視爲基本粒子的相互作用。這個框架由諸多記憶組成，而記憶的能量隨後產生各種現象。無論案主面臨何種現實現象和煩惱，療癒者都能用無條件之愛的振動進行療癒，誠實地轉訴在源頭和案主的潛意識裡看見的景象。

## 水晶缽的宇宙之聲

水晶缽是由水晶製成的缽狀器皿，將天然水晶磨碎成矽砂（Silica sand），再用高溫熔解形塑而成。這種器皿原本是一九七〇年代用於發展美國電腦所需晶體芯片的工業製品，用棒槌敲擊摩擦由水晶製成的缽狀器皿會發出美妙的聲音。之後以音樂療法的形式在全世界蔚為風行。

水晶缽是相對較新的樂器，傳聞它的靈性起源早在超古代文明雷姆利亞、亞特蘭提斯和古埃及就已被使用。傳聞雷姆利亞文明和亞特蘭提斯文明用水晶和頻率研發各種技術，建造先進的都市。

美國醫學博士米契・蓋諾在《聲音療法的威力》書中提到，在ＩＢＭ電腦公司工作三十年、長年投入水晶研究的研究員說：「水晶能增強人類的思維能力並發出振動。水晶像雷射一樣，可以長時間維持振幅，將能量集中發射至一個點上，因此可以把這股能量（振動）傳送給特定的人或物品。」

當我與「源頭」連結並演奏水晶缽音樂時，強烈的愛的振動會集中在我的全身與光環上，在那段時間裡不停流動。「爲什麼有些案主只接受一次療癒就產生驚人效果？」、「爲什麼有些人聽了我的水晶缽音樂CD就被深度療癒了？」其中一個因素是，用水晶缽音樂進行療癒時，水晶的特性能維持高度頻率，讓愛的強烈振動像雷射一樣集中在全身流動。在療癒過程中，您的全身將沉浸在強烈的愛的振動裡，這是日常生活中難得一見的體驗。我們的全身隨著水晶缽音樂的振動產生共鳴，無條件之愛讓我們的身體自然地從本質上產生變化，反應在後來發生在生活中的現象裡。無條件之愛的振動能自然地解決生活中的各種問題，幫助我們取得平衡。

水晶缽和頌缽的聲音也被稱爲「宇宙之聲」。美國太空總署在宇宙中錄到的音聲，據說是天王星的星環發出的聲音，與源自藏傳佛教的頌缽和水晶缽的聲音幾乎一樣。同樣有趣的是，木星發出的聲音和海豚的高聲鳴叫非常相似。

水晶由矽元素組成，我們的骨骼、脊髓、血管和皮膚也都含有相同的矽元素。具有相同元素的水晶和身體產生共鳴，振動內臟器官和骨骼，從脊椎延伸到神經系統擴散開來，促進血液流動，平衡脈輪並淨化光環。

水晶缽聲音的作用之一隱藏在振動聲響裡，這種微弱的振動透過水傳播，而我們身體的60%是水。尤其在現場演奏聆聽水晶缽音樂，這種微弱的振動與骨骼產生共鳴，激發細胞的治癒力，改善血液循環，消除緊張，讓身心取得平衡，還能藉由改善血液循環增強皮膚的美容效果。振動的聲音深入滲透細胞，讓全身沉浸在療癒中。這種微弱的振動在體內能停留兩個禮拜，持續淨化療癒。

水晶缽能發出高達60000Hz（赫茲）的超高頻率，超過自然界的多數事物。這個超高頻率能激發「基底大腦」，增強免疫力，減少壓力賀爾蒙，強化人體原本具備的自然治癒力。水晶缽音樂產生彷彿置身大自然的高頻率，促使大腦分泌血清素和多巴胺之類的激素，能安定心靈，帶來極致的幸福感受。睡前用舒適的音量聆聽水晶缽音樂，可以減緩壓力，一夜好眠，也能幫助我們進入深層冥想狀態。特別提醒您，水晶缽音樂會讓人昏昏欲睡，請不要在開車或操作機械時聆聽。

## 水晶鉢音樂讓腦波從$\alpha$波轉變為$\theta$波

水晶鉢最值得注意的是，所有人在放鬆時腦波呈現$\alpha$波，更加放鬆卻沒有睡著、在深層冥想或深層集中意識時轉變爲$\theta$波。聆聽水晶鉢音樂時檢測腦波，很容易出現這種現象。聆聽水晶鉢音樂時進行冥想，自然會進入深層冥想狀態。聆聽音樂時全身放鬆搭配深呼吸，放鬆效果更好，睡覺前把水晶鉢音樂當作療癒音樂能一夜好眠，請多加利用水晶鉢音樂的功效。

當腦波從$\alpha$波轉變爲$\theta$波，就會進入放鬆狀態，能緩解身體的緊張感，極大程度減輕精神和身體的疲勞及壓力。現場聆聽水晶鉢音樂演奏二十分鐘，相當於八小時睡眠。$\theta$波能喚醒我們的潛意識和潛能，直覺變得非常敏銳，接收到解讀和療癒的能量。（透過$\theta$波在圖像冥想中進行療癒，是美國希塔療癒的概念之一。）進入$\theta$波狀態讓您輕鬆地進行正向成像，實現自己的願望。

所有的創作都來自想像中的圖像，您無法實際做出想像不到或無法得知鮮明圖像的事物。您所做的一切全始於圖像，因此在積極的狀態下放鬆身心，形成具體的想像，就已經開始創作了！

聆聽水晶缽音樂的同時，以正向愉悅的心情想像未來，能積極促進實現想像。想像時搭配「愉悅感」，是有效促進實現的關鍵因素。愉悅感來自潛意識和美好記憶，與自己內心深處的喜悅息息相關。腦波呈現θ波時，能大幅抑制負面訊息、批評和情緒。有時生活遭遇不順，對事物產生消極看法，常常湧現負面情緒，在這種情況下，即使重複同樣的行爲，也不會產生好的結果。

運動員和音樂家在比賽或表演前高度集中精神時，腦波處於α波或θ波狀態。禪修冥想的僧侶進行深層冥想時，則是θ波狀態腦波呈現α波時，大腦會分泌腦內啡（β安多酚）。這種β腦內啡是大腦的一種激素，對改善生活助益良多，能激發免疫細胞、形成對抗疾病的抵抗力，抑制導致老化的活性氧，常保青春並預防老化。

水晶缽音樂還能促進大腦分泌催產素，催產素能讓人們感到平和幸福並減緩焦慮。催產素又被稱爲「愛情賀爾蒙」，雖然是與分泌母乳有關的賀爾蒙，但男女都會分泌催產素。每當進行肌膚接觸、產生同理心、覺得愉悅、開心、幸福時就會分泌這種賀爾蒙。催產素能緩解身心緊張、促進血液流動、維持自律神經平衡。

水晶缽音樂促進整體健康，滿足並療癒心靈，讓身體恢復原本自然的良好狀態。現今充斥壓力的世界裡，水晶缽是爲健康與幸福做出巨大貢獻的聲音療法。

## Mira 使用的水晶缽

二〇〇八年，我在美國亞利桑那州接觸到 Crystal tone 公司製造的水晶缽④。水晶缽的顏色非常美麗，音色也很棒，我毫不猶豫告訴店家我的預算，訂購一個 Crystal tone 公司的水晶缽。

我從來沒有親自演奏水晶缽的經驗，憑著第一次聽到樂音時的感動，沒有多加考慮就順從直覺訂購水晶缽。事後回想，當時產生心靈感應，在幸福感包圍下採取行動，眞是很棒的經驗。如同我先前說過的，美好的感覺與潛意識的美好記憶相互連結，帶來極致的喜悅。

我收到第一個 Crystal tone 公司的水晶缽是一個透明的、在水晶裡鑲嵌鉑金並散發彩虹光輝的水晶缽。這個水晶缽意謂著「綻放聖潔的女性特質。」Crystal tone 公司的水晶缽會在水晶裡混合各種礦石，具有不同的主題和能量。我感覺「聖潔的女性特質」水晶缽音色宛如天使或女神的聲音，我被這種聲音深深感動，立刻再訂購兩個水晶缽。就我而言，我直覺地委託店家處理一切選購事宜的結果非常美好。爲我挑選水晶缽的人感受到我的能量，進而選擇能夠共組優美音色、同時演奏時產生和諧樂音與能量的三個水晶缽。

水晶缽有不同的音調和尺寸，我收到的水晶缽具有 Re、Fa、La 音調，能在同時演奏三個水晶缽時發出和諧的樂音，水晶缽的尺寸從最小號至六、七、八吋都有。我擁有的三個水晶缽都混合了不同的礦石，分別是水晶裡鑲嵌鉑金、水晶裡鑲嵌黃水晶和方解石、水晶裡鑲嵌銦，這種水晶缽又稱爲錬金寶石缽（alchemy crystal singing bowls）。

通常，水晶缽製成之後，才能從它發出的聲音辨別出細微的音調差異，因此在完工之前，無從得知水晶缽具有何種音色。Crystal tone 公司的水晶缽價格相對較高，但他們的音色非常透亮，用棒槌輕輕摩擦就能發出悠揚樂音，心靈深處的纖細彷彿被溫柔包圍，眞是非常優美的聲音。Crystal tone 公司的水晶缽宛如纖細的藝術品，無法大量製造，同時他們也不斷進步發展。因此在選購時，最好先諮詢專門銷售的店家。

我每次看著 Crystal tone 公司的水晶缽，聆聽它的樂音，都會對它深深著迷。我十多年前與水晶缽初遇之後，混合式的水晶缽技術不斷發展，研發出混合鑽石、紅寶石等各種礦石與黃金的水晶缽。這種水晶缽的音色被研磨至更加優美又寬廣，在樂音繚繞下，只要看著水晶缽就能豐富您的內心。

此外，Crystal tone 公司的水晶缽重量很輕，可以疊起來便於攜帶，我出國時會用專門的緩衝袋攜帶這三個水晶缽。這三個水晶缽總是圍繞在我的身邊，就像最好的朋友一樣，溫柔地爲我和我遇見的人進行療癒。

## 脈輪與療癒

脈輪在梵語中是「輪子」的意思，它是人體前後能量的中心。我們的身體具有看不見的能量領域，身體周遭分爲七個部分，脈輪是把能量吸入體內的入口，像輪子一樣旋轉，形成能量中心，脈輪也可以說是吸收宇宙能量（也可稱爲光或氣）的通道。

脈輪像花一樣綻放，第一個脈輪朝下方的地面開啓，第七個脈輪朝上方的天空開啓。其他脈輪分別位於身體的正反兩面，相互對稱。（請參照圖示）

脈輪與我們的感情、思維、身心健康及現實息息相關。一旦開啓脈輪，身體就能接收來自宇宙的能量和光環。脈輪呈現開放且平衡的狀態，能改善氣血流動，帶來情緒、健康、縝密的思維和智慧，讓身心保持平靜與輕鬆。此外，還能增強行動力、直覺、判斷力、意志力和精神力，改變與現在相關的未來。

另一方面，如果負面能量長期殘留在體內或光環裡，就會封閉脈輪，無法吸收宇宙能量，無法發揮原本的力量。有些人的某個脈輪長期處於封閉狀態，導致該部位身體不適。脈輪封閉是因爲負面記憶的能量像一個蓋子，由過往和前世的各種記憶形成。

療癒的目的是爲了消除這種負面記憶及從這種記憶衍生的情感能量，藉由開啓脈輪，協助我們的能量和身體吸收大量的宇宙能量（氣）。我們的身體吸收大量的宇宙能量（氣）之後，身體與心靈更加健康，更貼近自然狀態，並調適思維模式，取得身心平衡。療癒心臟脈輪，等於療癒所有脈輪。當內心獲得療癒及開啓，眞我的內在光芒閃閃發亮時，振動會從身體的中心傳遞到所有脈輪裡，光環也變得耀眼無比。

我希望透過療癒，用愛之光平復心靈，爲每個人開啓內心世界。人類的歷史充斥諸多傷痕，許多人都有一輩子再也不想敞開心靈的痛苦經驗。我願意一步一步持續幫助大家療癒並開啓心靈，平復分崩離析的狀態，最終與愛融爲一體，讓心中的愛之光照亮眞我。

接下來，我將逐一介紹每個脈輪。

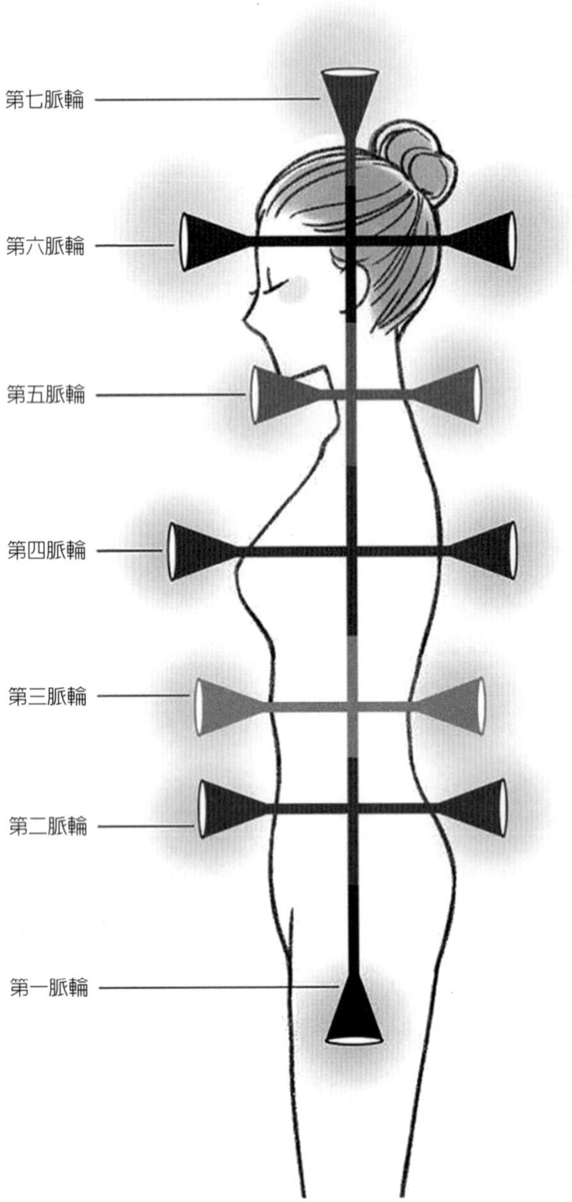
第七脈輪
第六脈輪
第五脈輪
第四脈輪
第三脈輪
第二脈輪
第一脈輪

**第一脈輪**（紅色），音調Do／C

位置：骨盆中央，脊椎底部周圍。

保持平衡時：與金錢和現實相關；強化穩定性及可靠性；促進健康與體力（活力）。

失去平衡時：焦躁不安；遭遇現實問題時，身體欠缺活力。

**第二脈輪**（橘色），音調Re／D

位置：小腹周圍。

保持平衡時：提升社交能力與社會適應能力；獨處時怡然自得；獨立自強。

失去平衡時：過於情緒化；變得依賴他人。

**第三脈輪**（黃色），音調Mi／E

位置：胃部周圍，太陽神經叢。

保持平衡時：勇於集中精神，克服困難並實現目標；坦然誠實，提升自我價值。

失去平衡時：感覺自己是受害者；陷入不信任或恐懼狀態。

**第四脈輪**（綠色），音調Fa／F

位置：胸口周圍。

保持平衡時：充滿愛、同理心、慈愛與平和；熱愛自己與對方原本的樣貌。

失去平衡時：喜歡批判；不尊重自己與對方；無價值感。

**第五脈輪**（藍色），音調So／G

位置：喉嚨周圍。

保持平衡時：能夠清晰地溝通；具備深入聆聽的能力；發揮創造力。

失去平衡時：認爲自己沒有選擇；思慮過重。

**第六脈輪**（王室藍），音調La／A

位置：眉毛周圍。

保持平衡時：明確又深入了解對方和現況；具備洞察本質的能力。

失去平衡時：眼界狹窄；故步自封；無法明辨是非。

**第七脈輪**（紫羅蘭色），音調Si／B

位置：頭頂。

保持平衡時：超越自我；和宇宙、全體存在、源頭融為一體；完全自由。

失去平衡時：孤獨感；否定靈性；分離感。

療癒能平衡脈輪。如上所述，每個脈輪都有各自的顏色，從第一脈輪依次對應Do Re Mi Fa So Ra Si音調，不同顏色和聲音能夠療癒並激發各個脈輪。有兩種方法查看脈輪的狀態，一是透過靈視觀看，一是利用靈擺檢測。當您習慣了療癒過程，能好好享受冥想狀態後，即使睜開雙眼，也能看見或感受到脈輪處於開啓或閉合狀態。

## 聲音的療癒力量

音樂是一門豐富心靈的藝術，請懷著幸福的心情聆聽水晶缽音樂，讓樂聲深深打動您的內心。水晶缽透過頻率傳達演奏者的感受，因此演奏的方式非常重要。演奏者將幸福、愛、感謝、祝福的想法化為能量並透過音樂傳遞。因此，我希望透過冥想、懷著平靜的心情演奏水晶缽，為聽眾祈求幸福與健康。我希望與源頭連結，把無條件之愛和感謝的能量傳遞給聽眾和全世界。

水晶缽音樂的細微振動和高頻率和整個身體產生共鳴，請您釋放情緒去感受這種振動。儘管平時看不見這種振動，但可以細細體會哪一種振動讓您身心舒暢，哪一種振動讓您感覺不舒服。帶來良好感覺的振動不僅有益身心健康，還能進一步改善環境與大自然，一切現象都是振動造成的。此外，發送方的頻率和接收方的頻率有著密切關聯。有些人立刻注意到路邊盛開的美麗玫瑰，有些人無論經過同一條路多少次，依舊完全沒有注意到綻放的玫瑰。

根據振動測量師的說法，假如雙方的頻率差距過大，有可能無法接收到彼此的頻率。我認為雙方沒有誰對誰錯，只要將愛與熱情傳送給能夠產生共鳴、接收得到彼此的感覺和頻率的人就好了。

我彈奏三個水晶缽的同時也透過能量進行療癒，案主只要躺下聆聽水晶缽音樂，腦波變成進入深層冥想或催眠狀態的 $\theta$ 波，身體和心靈都變得非常放鬆。在這種狀態下，案主得以釋放潛意識深處尚未消除的能量。假如在療癒時從事運動，例如一邊工作或動腦計算，腦波會呈現忙碌的 $\beta$ 波，身體和心靈都很緊繃，很難釋放能量，深度放鬆才能讓療癒發揮功效。

至於療癒的環境，最好選擇一個沒有外界聲音干擾、安靜隱密的空間，讓案主躺在床上或躺椅上。曾有一位盲人接受療癒後表示：「第一次療癒的場地很安靜，我可以在舒適的音樂中進入狀況。第二次療癒的場地受到外界聲音的影響，我無法像上次那樣在舒適的音樂中進行深層療癒。」眼睛看不見的人能更敏銳地接收各種聲音。

對聲音的敏銳度因人而異，例如長年演奏小提琴的人，感官一定更加敏銳。由於我多年演奏水晶缽，家人看電視的音量已讓我感到負擔。有些人能敏銳地聽到細微聲音，因此我在較小的空間演奏水晶缽時會調整演奏力道，控制樂音的音量，確保它發出柔和的聲音。

爲了利用環境促進療癒效果，我推薦位於大自然的療癒渡假村，在豐饒的大自然中進行療癒，有助於敞開心靈，增強精神意識。與大地和宇宙連結的感覺越發強烈，整個身體與自然和宇宙源頭的愛的振動愈能產生共鳴。我相信，相較於在都市進行療癒，敞開身心接受大自然的療癒，能夠獲得數倍、甚至數十倍的效果。

在此分享一些與水晶缽相關的訊息：典型純水晶的水晶缽具有絕佳淨化功效。當我初次演奏霜狀（表面類似磨砂玻璃的乳白色）水晶缽時，水晶的純粹音色和淨化能量的能力都讓我深受感動。霜狀水晶缽非常厚實又耐用，每當我擔任志工與孩子們接觸時，就會選擇霜狀水晶缽。我覺得霜狀水晶缽的音色與大地能量緊密關聯，有助於穩定心靈。

若想用七個水晶缽對應七個脈輪，又想降低預算，我建議可以準備霜狀和透明狀水晶缽。由於霜狀水晶缽又厚又重，最好固定放在沙龍之類適合演奏和進行療癒的地方。如果您有很多外出活動，想要攜帶數個水晶缽去演奏，我推薦輕薄的透明狀水晶缽。建議您根據自己的演奏風格、療癒場地和預算，順從直覺挑選最適合自己的水晶缽。

此外，頌缽也是一種很普遍又很棒的聲音療法，據說具有男性特質的能量。頌缽對應的是距離我們比較近的光環，包括乙太體和星光體。乙太體對應身體，星光體對應情感。另一方面，水晶缽對應的是距離我們比較遠的光環，包括精神體和因果體。精神體對應靈性和智慧，因果體對應更高層的意識及更高層的自我，與宇宙源頭連結。水晶缽據說具有女性特質的能量。我進行療癒時，會視情況演奏水晶缽和頌缽。

頌缽的聲音對應位置比較低的第一脈輪至第三脈輪。頌缽的聲音也可以療癒身體和情感能量，在較短時間內察覺身體的感覺和情緒產生變化。水晶缽的樂聲對應位置比較高的第四脈輪至第七脈輪。上方的脈輪和遠處的光環能提升靈性，改變本質，產生根本上的變化。

若同時使用水晶缽和頌缽的聲音療癒能量，便可體會到均衡又穩定的能量。水晶缽和頌缽的樂聲包含宇宙與大自然的頻率，能和我們的小宇宙產生共鳴。

## 療癒的過程

### 喚醒內在的療癒師

「我就是我自己最棒的療癒師！」我向大家宣傳這句話時，想起一位女子。她擁有非常溫柔的能量，是一位很細心的人。由於心思細膩，她把日常生活發生的大小事全藏在心裡。多年來，身體感到痛苦也不願讓人知曉。她年輕時長年罹患厭食症，經常背著家人暴飲暴食，再把吃下肚的東西全吐出來。

我為住在遠方的她進行遠距療癒後，打電話告訴她：「我很珍惜妳，妳的父母也很珍惜妳。我已經盡力為妳進行療癒，但最能守護自己身體、健康的人，還是妳自己。」

幾年後，我在社群媒體看到她住在國外，被豐富又美麗的大自然包圍，享用新鮮又健康的自然食物，和眾多好友一起生活。照片中的她露出燦爛笑容，美麗多彩的蔬菜水果傳達出愛的劇烈振動。

食物可以支撐、滋養生命。由於宇宙和大自然所提供的食物裡包含了對人類的熱愛，人類才能維持原本的樣貌，健康又自然地生活。這位女子勇敢培育對自己的愛，憑藉自己的力量向前邁出步伐。在大自然愛之力的協助下，透過富含蔬菜和水果的健康飲食，重新檢視自己的身體與心靈，體驗到自己的身體由自己來守護及療癒。

她曾在無意識間不斷傷害自己，最終她的內心萌生「療癒自己，愛自己」的想法，努力爲自己進行療癒直至康復。此後，她返回自己的國家，即使當時仍處於療癒自己的過程，依然立刻與周遭朋友分享自我療癒的飲食及愛自己的方式，逐漸受到朋友們的歡迎和接納。她不斷告訴認識的人：「療癒自己就是療癒地球，我們都值得被療癒！」

親自體驗過以愛爲根基的自然療癒，再與他人分享從內在湧現出的能量時，就能把自己和整個世界一起帶進療癒螺旋（healing spiral），自動提升意識的境界。

## 水晶缽的樂聲和愛的振動

一位企業家多年來飽受慢性睡眠障礙困擾，他對我說：「我的壓力很大，無論什麼方法都無法改善睡眠問題，即使吃了藥也很淺眠。播放 Mira 的水晶缽音樂可以幫助我入睡，讓我睡得很沉，確實對我幫助很大！」他表示從此以後每天都在水晶缽音樂的陪伴下入睡。

有人告訴我：「我的弟弟有失眠困擾，在家裡的言行舉止非常暴躁，讓大家都很難過。我送他一張水晶缽音樂CD，弟弟幾乎每天都會播來聽。他的精神狀態和行爲舉止很快就恢復到健康狀態，讓我非常驚訝，因此我想見一見Mira。」還有人說：「原本我的思想非常消極負面，聽了Mira的水晶缽音樂後，現在的心境變得積極又開朗。」許多人告訴我，從YouTube或CD聽了我的水晶缽音樂後，身心狀況都獲得改善，維持穩定的健康狀態。

無論是現場演奏或透過CD和YouTube播放，我演奏的水晶缽音樂都帶著「無條件之愛」的振動。我演奏水晶缽時，會把自己內心的愛之光和宇宙一切源頭的愛之光連結，爲水晶缽的音樂灌注無條件之愛與感謝的能量。

「如果我在演奏水晶缽時灌注愛與感謝的能量，將這些樂聲加疊在一起，最後會變成什麼樣的聲音，振動又會產生什麼變化呢？」我懷著這樣的念頭嘗試製作CD。在錄製水晶缽的聲音時，即使把分開錄製的水晶缽音源以兩層或三層的方式加疊在一起，聲音的透明感也沒有改變，聲音很自然地重疊，臨場感變得更廣闊。

儘管看不見能量，我仍委託研究室測量波動，以便具體呈現愛的振動的各種可能。測量振動可從多重角度檢視「愛的振動能夠療癒身體和心靈」的可能性，若能在實驗中獲得證實就太棒了！

振動分析研究室使用的振動測量裝置（PRA-NK型裝置）⑤已被應用於醫療和農業領域，並在食品、保健食品、化妝品等研發領域取得成功。

從便利商店購買一般的瓶裝水，在它旁邊播放八十分鐘我的水晶缽音樂CD，分別測量播放CD前後，水的振動是否產生變化。

實驗結果顯示，「幸福、愛」項目的數據從S+47.9上升至S+67.8。「感謝」項目的數據從S+41.3上升至S+68.1。截至二〇二〇年，S+68.1是該研究室迄今測得的最高值。

「感謝」的數據比「幸福、愛」更高的理由，我推測有可能是我曾創作一首名爲「謝謝」的曲子，我在演奏水晶缽時與愛之光的源頭連結，刻意向樂聲裡灌注「謝謝・感激」的能量而造成這樣的實驗結果。

我們的身體約有60～70％是水。同樣地，也能透過聆聽灌注無條件之愛與感謝振動的音樂來安定心靈，將精神層面導向更好、更積極的方向。

## 波動值的高低 / 與市面上產品的比較

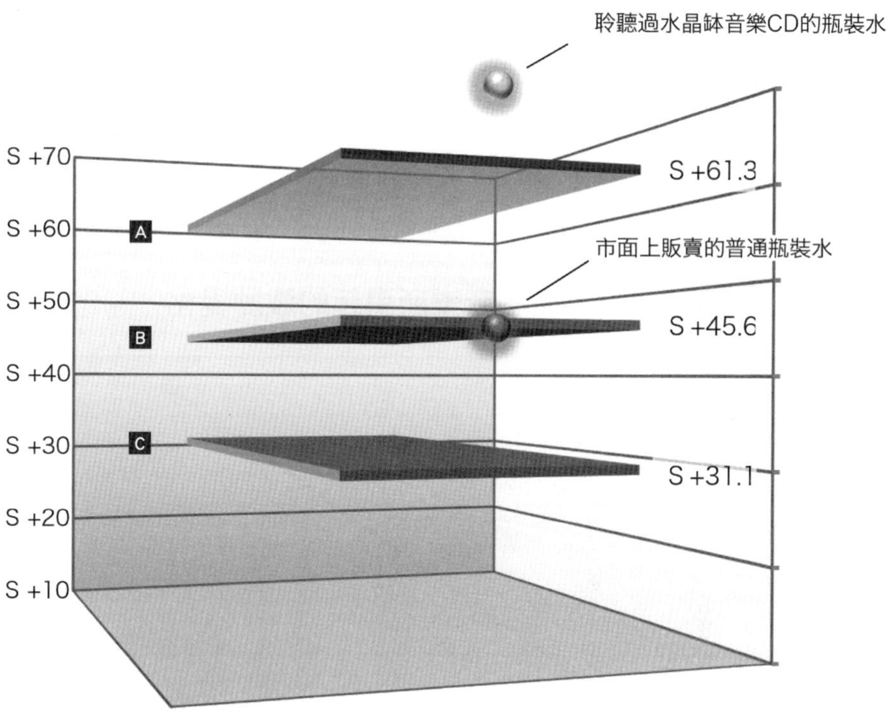


■A組　在天然食品店和療癒商店銷售，真正考慮到健康、波動的產品。

■B組　在超市，便利商店，藥局等處銷售，並標示著「無添加」「有機」等標識，注重健康的一般商品。

■C組　在超市，便利店等銷售的一般商品，缺少像B組那樣的標示，沒有特殊健康標籤的商品。

振動數據的實驗結果不能保證任何特定的效果或醫療效果，但劇烈振動的無條件之愛與感謝的能量，具有促使振動朝更好方向發展的特質。

從接受委託測量振動的研究室觀點來看，「劇烈振動」簡單地代表「精力充沛、青春活力、充滿生命力、能量活躍、細緻又精巧的振動、具備高度意識、充滿知性、高度靈性、性格鮮明、不斷進化發展。」

**療癒音樂所引起的波動變化**

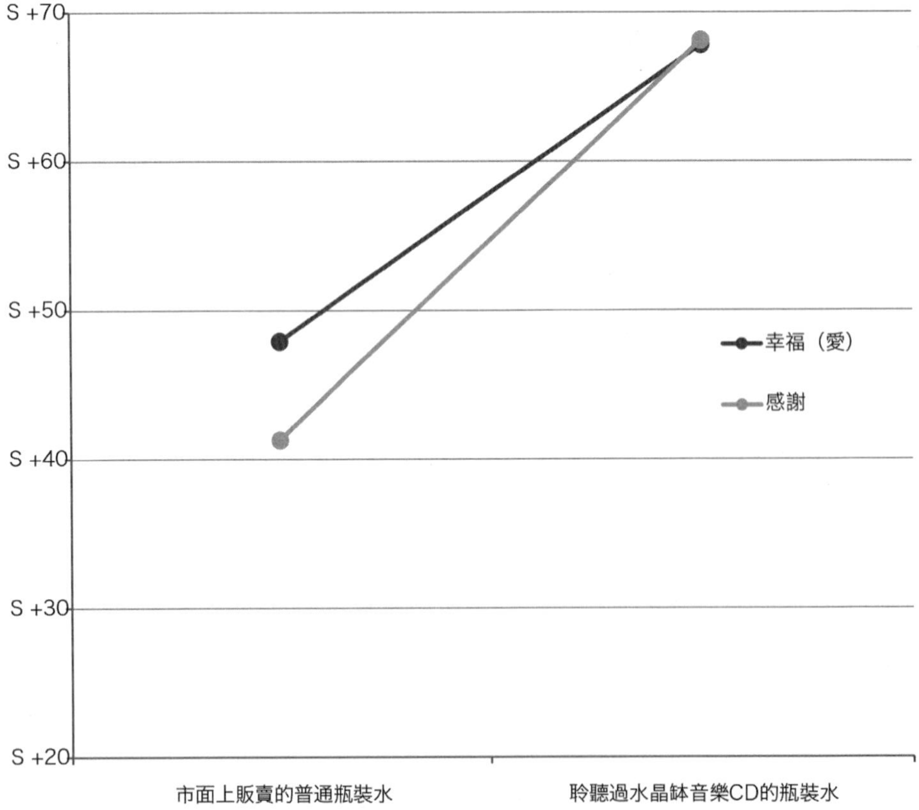

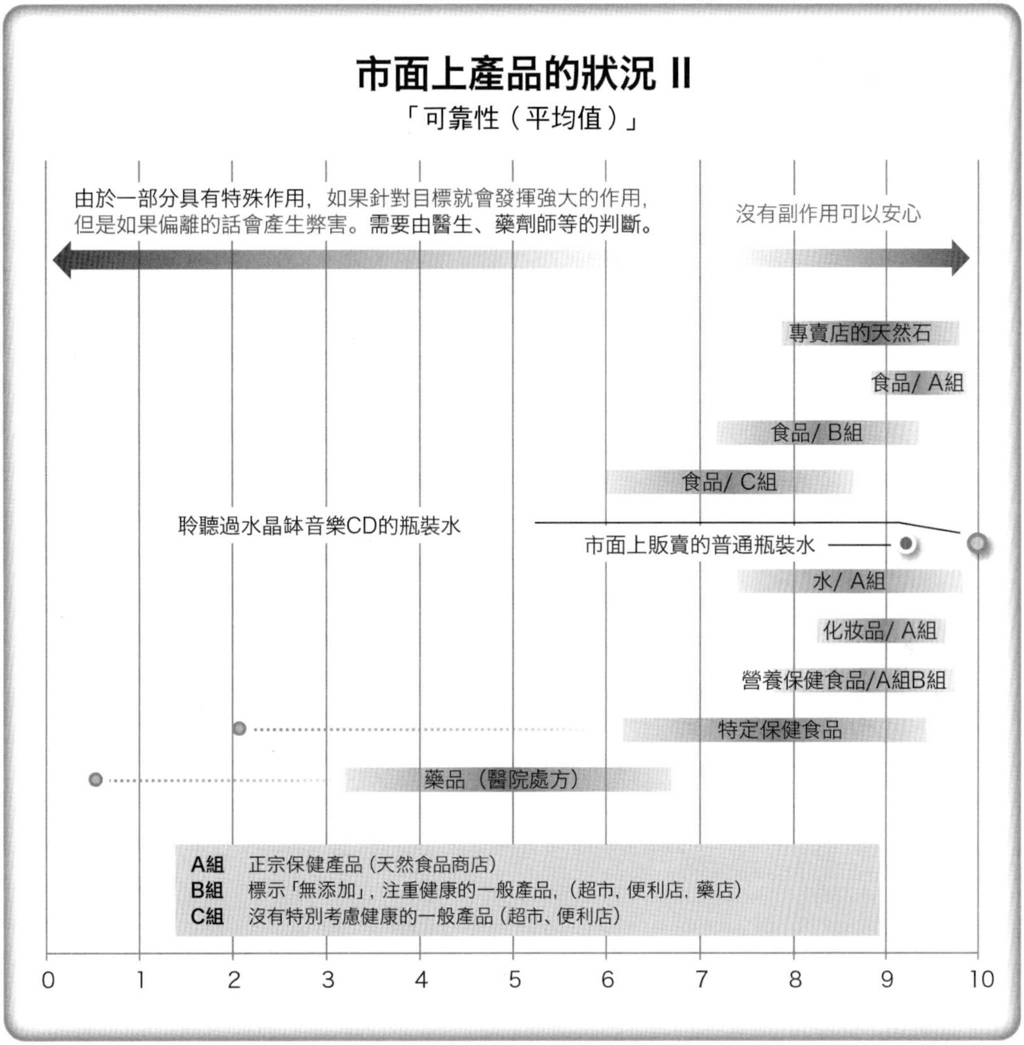


## 所謂的「可靠性（平均值）」

即使是單一產品，根據測量項目的不同，波浪值也會有所不同，所以數值之間也會產生差異。
「可靠性」是根據這一差距中推算出來的，並表示以下的特點。

- 高數值＝差距小，平衡性好。誰都可以放心使用（食品等）
- 低數值＝差距大，平衡性不好。雖然有特定的強力作用，但也伴隨著風險（如藥物等）

*「可靠性」的計算公式由 Aquatack 研究室所制定的。

## 圖表說明

藥品的「可靠性」最低，其次是「特定保健食品」，而「食品」則比較高。

該類產品佔了圖表 70% 左右的範圍（中央為平均值），但其中也有很大偏差。為便於參考，將「可靠性」最低的「特定保健食品」和「醫藥品」畫在分布範圍的左側。

沒有特定功效的「食品 / C 群」「可靠性」偏低的理由，是考慮到添加劑等的影響。
因為不是像「醫藥品」和「特定保健食品」那樣以特定的功效為目的來設計的，所以會產生預想外的偏差。

從測量振動結果可看出，我演奏的水晶缽音樂能爲大家提升愛的振動的數據。我演奏時，一想到這個空間充滿高頻率的愛，就覺得非常幸福。

水晶缽的音樂與物理學有關，一切都是振動。利用聲音來療癒，就是用頻率，也就是振動進行療癒。所有存在的事物，包括可見和不可見的都會振動，每種東西都有各自獨特的振動頻率。舉例來說，「無條件之愛」、「慈愛」、「感謝」、「脈輪」、「腦波」之類的情感和精神層面，振動越強越好。藉由強力振動激發並提升精神層面，維持精神與情感平衡，從深層的基本層面改善全體狀況。

另一方面，振動測量師片岡章老師表示，否認振動頻率低的事物是不正確的。包括各個器官的肉體（物質）部分，它們的振動頻率原本就遠低於情感和精神層面。這是因爲振動頻率是按照肉體（物質）→乙太體（生命力）→星光體（情緒）→精神體（精神、智力）的順序增加。（請參考第142頁圖示）

食品方面，在超級市場販售的大多數商品的振動都比較小。根據振動測量師片岡章老師的說法，現今無論是高振動或低振動都很重要，它們各自有不同效用，人類的進化則會朝著提升振動的方向前進。

本書提出振動測量儀數據代表的意義是「振動越高，調和度越高。」比方說，若甲狀腺的振動數據偏高，並非意謂甲狀腺亢進或低落，而是表示「偏高的振動數據＝理想（和諧）的振動。」（補充說明：其他公司的振動測量儀可能以不同方式讀取振動數據。）

灌注了無條件之愛振動的水晶缽ＣＤ樂聲對每個人都很安全，完全沒有副作用，能夠促進健康和青春活力，激發精神，使我們的振動往更好的方向提升。藉由與愛、感謝的高度振動產生共鳴，提升我們的意識和靈性層面，讓我們的精神不斷朝進化的方向前進。

您可透過下列網址和ＱＲ碼前往 YouTube，聆聽測量振動實驗使用的音樂。

https://www.youtube.com/watch?v=BdyAZjalzh0

西尾仁老師⑥是一位氣功師，也是一位使用德國製振動測量儀（Rayonex）的振動診斷師。他認爲，對我們的心靈（靈魂）和身體助益最大的一句話是「我愛你。」無論是日文、英文、法文、中文、義大利文或任何語言，「我愛你」都爲身體和心靈帶來良好的振動。由於一切都是振動，因此文字本身、我們說出來的話、寫下的字句都含有振動。

我也用愛的振動療癒人們，因此非常贊同「我愛你」這句話（眞言）是對人的身體和心靈最棒的話語。對某些人來說，「我愛你」是非常重要的一句話，即使面對伴侶也不會輕易說出「我愛你」。也可能因爲封閉內心，無意識懼怕愛的強大力量而無法說出「我愛你」。

「我愛你」這句話是療癒全體人類存在的強力眞言（咒語）。可以的話，請由衷把愛傳達給最珍視的伴侶及家人。據傳古代日本有「言靈」，意指言語具有靈力。在古代日本，言語代表心之所想，說出好的言語能成就好事，說出不祥的言語會招致厄運。人們認爲，「日本是一個透過言靈力量獲得幸福的國家。⑦」

《生命的答案，水知道》一書已在全世界七十五個國家發行二百五十萬冊，作者江本勝老師⑧分別在兩張紙寫下「謝謝」、「混蛋」，把這兩張紙泡水結凍後，用顯微鏡觀察。寫著「謝謝」的紙條結成美麗的結晶，寫著「混蛋」的紙條則沒有形成任何結晶。

爲了讓振動具體化，江本勝老師讓接觸過各種字句、聆聽過各種音樂的水結凍，再用顯微鏡觀察並拍攝水的結晶。結出最美麗結晶的是貼著「愛感謝」紙條的玻璃瓶裡的水。若紙條只寫著「愛」或「感謝」，都無法結出宛如一大片細緻寶石的晶體結構。需要「愛感謝」兩個元素同時存在，才能形成美麗的結構。江本勝老師表示：「這個宇宙是由愛和感謝兩種振動結合而誕生的。」

我感覺，古人無法使用振動測量儀探查語言的振動數據，便把人類的智慧隱藏在言語之中。言語的力量不僅在日本，世界上許多國家和宗教也透過各種眞言和咒語發揮言語的力量。

水晶缽的音樂充滿無條件之愛和感謝的能量，即使音量不大，也能引領振動朝更好的方向發展，使身心獲得平靜。若您把它當作背景音樂或休閒時的配樂，讓它自然地融入生活當中，就是我最大的榮幸。請您享受水晶缽的音樂，沉浸在愛與感謝的宇宙振動裡，與之產生共鳴能夠平衡身心發展，促進健康活力，幫助靈性和意識朝向更高的境界進化。

＊本書介紹靈性層面的「振動」是測量肉眼看不見的潛意識，使用能夠把人類（測量者）潛意識的感知數據化的設備，其原理和肌肉反射的運動機能學及O形環相同。測量的主角是潛意識，試圖在科學尚無法證實的領域裡量化這個世界，我認爲這是嘗試用量化和具體化的方式呈現出潛意識世界。

YouTube 連結與 QR 碼：Mira Cristal 頻道

https://www.youtube.com/miracristal/

## 療癒過程

我會爲初次體驗的案主提供九十分鐘深層療癒，首先請案主簡單介紹希望被療癒的方向和接受療癒的動機，我再把意識專注於這個方向，開始進行療癒。儘管不詢問方向也可以進行療癒，但案主若願意分享，便能更自覺地理解並獲得能量，也更容易注意到案主的內在意識和之後的改變。

之後我會請案主躺在床上放鬆休息，閉上雙眼，緩慢深呼吸幾次，花幾分鐘想像每次呼氣時釋放全身的緊張，放鬆全身和緩解緊張能夠加深療癒效果。我演奏水晶鉢，讓愛之光的能量在療癒過程中流淌。請案主閉上眼睛，在半睡半醒之間享受水晶缽發出的療癒音樂。（即使無法親自面對面，亦可遠距離接受療癒的能量。）

療癒結束後，我輕聲喚醒案主，因此在療癒過程中睡著也沒關係。案主醒來後，請在床上再躺一會兒，我會告訴案主療癒的內容和我看見的景象。當我在解說療癒中看見的景象時，也會持續向案主傳送能量。聽我說明療癒的內容和看見的景象後，案主不僅能了解自己，也能有意識地放下能量並化解它。接下來的一小時，愛之光的能量在水晶缽音樂的伴隨下持續流淌。我引導案主淨化光環，打開脈輪，汲取充沛的宇宙能量之光。

最後有幾分鐘心願顯化的時間，讓案主在想像中寫下自己的願望。由於脈輪在療癒過程中呈現開啓狀態，案主把未來的願望置於光束之中，讓願望的能量在宇宙和自己的潛意識裡流轉，這種做法就是認可自我宣言的肯定。

我一邊演奏水晶缽，一邊爲案主傳送祝福未來的光。請案主在閉著雙眼、全身放鬆的情況下，在自己的光環裡寫下希望自己敞開心靈、獲得祝福的願望。我盡可能消除位於案主的光環周圍、遮蔽宇宙之光的沉重負面能量，讓希望之光更快傳遞至宇宙，同時向案主以及未來全體人類獻上正向積極的幸福能量。

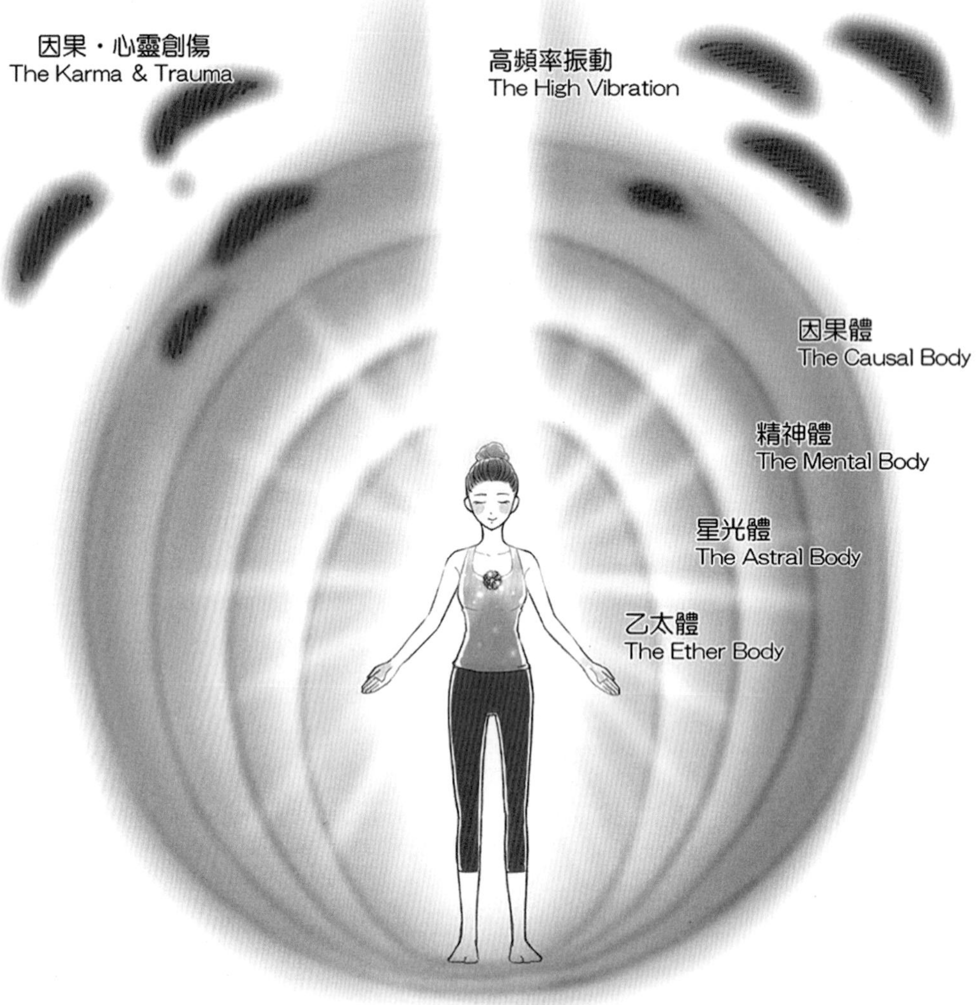
因果・心靈創傷
The Karma & Trauma
高頻率振動
The High Vibration
因果體
The Causal Body
精神體
The Mental Body
星光體
The Astral Body
乙太體
The Ether Body

上圖是神智學（探索宇宙、天神、人類和世界起源的學科）的光環結構。如圖所示，我彈奏水晶缽時淨化和療癒的不只是身體，也包括光環的能量，所有的層次都連結在一起並相互振動。當充盈的光芒（也稱爲氣 prana 或宇宙能量）進入光環且變得燦爛美麗，存在之光就會閃耀生輝。它爲身體帶來生命力與活力，爲情感帶來平和、柔善和寬容，爲精神帶來健全、知性、智慧和創造力，對全體人生的各種面向都帶來積極正向作用。

最接近身體的光環是乙太體，它與生命力和身體特別相關。曾經歷手術和意外事故之人的乙太體遭受損傷，我也能療癒這個部分。

接下來是星光體，它是一層與情感息息相關的光環，這一層中有許多尚未消解的各種情感。我在療癒的視界裡感受案主當下的情緒，例如我看見焦慮不安停滯在前側的光環，過往的情緒殘留在後側的光環。同樣地，也能在內心深處看見跨越輪迴轉世的深厚情感。祖先遺傳下來的情感停滯在脊椎頂端附近，透過療癒與冥想淨化這一層光環，掃除負面能量，讓心靈恢復安穩平靜的狀態。

精神體是與精神、知性、自我表達密切相關的一層。我相信，淨化精神體並強化振動後，直覺和創造力變得更清晰敏銳，得以展現才華。想要提升精神體的振動，除了透過療癒和冥想進行淨化，亦可多花點時間參與豐富的文化與藝術，欣賞美麗的風景和繪畫，接觸優美的音樂、藝術與歷史，閱讀文學書籍，深入學習感興趣的領域，激發精神層面的智慧和創造力。

最遠的光環是因果體，這一層積聚著輪迴轉世尚未消解的業力能量。我們與消解業力的對象產生振動共鳴，宛如磁體互相吸引般與對方相遇。這是因爲雙方都擁有過往與前世因果的因的振動，爲了消解業力而產生果的現象。療癒前世能消解一部分業力，儘管消解一部分情感能改變某些現象，但我認爲只靠療癒尚不足以消除業力。業力是我們每分每秒透過行爲舉止播下的種子，作爲因果的因的行爲業力將帶來各種後果，唯有自己能夠改變因的行爲。

結束水晶缽療癒後，請案主飲用比平時多的水。可能的話，回家後請洗頭洗澡，促進淨化效果。水晶缽的聲音會在體內停留兩週，持續散發微弱的振動，身體也會持續散發舊能量。每個人感覺到變化的時間長短不一，請在日常生活中多加觀察留意。

重要的是，請好好照顧自己，多休息，花點時間審視自己的內心。請懷著溫暖柔和的心，由衷感謝日常生活中的各種細微事物。請多加善用第五章自我療癒方法，在生活中養成冥想習慣，促進平靜安穩的心態。同時建議您讓脈輪保持敞開狀態並強化光環，可提升自身免疫力，促進身心健康。

由於水晶缽音樂令人心曠神怡，幾乎所有案主都會放鬆無比，療癒進行到一半時進入半睡半醒的深層冥想狀態。

極少數人對能量非常敏感，爲他們消解老舊記憶能量時，能量流轉中途會感到些微疼痛。若您在能量流轉時感到些微疼痛或不適感，請隨時告訴我，我會根據您的狀況調整療癒方式。

## 療癒是無形的藝術

療癒是替代醫療中的自然療法，它的本質是無條件之愛和純粹慈愛的能量，是一種無形的藝術。我很珍惜美麗的水晶缽音樂藝術，以及用無條件之愛的能量自然平復身體和心靈的療癒。本質良善的療癒是以無條件之愛、爲他人著想的同理心和慈愛爲基礎所構成的。

有些療癒方式專注於掌管語言和邏輯的左腦，我想提供的療癒方式不僅用左腦爬梳邏輯，也重視用右腦自然地體會藝術。我希望您的全身能感受到音樂和能量，感受到振動，在水晶缽音樂和無條件之愛的能量裡，好好享受冥想時光。

我從小就喜歡寺廟的曼陀羅圖像，也很喜歡雷諾瓦的畫作。每當我看著雷諾瓦的畫作，就會神奇地感到幸福和溫暖，我相信他一定是一位熱愛美麗事物、熱愛人類、內心和煦溫暖的藝術家。

面對五花八門的色彩、形狀、構圖和各種概念，我們動用五感欣賞藝術，用全身肌膚去感受來自畫作的整體振動。我認爲，內心深處的感受能夠打動人心，療癒並豐富人們的生活。

與他人交流或想要理解療癒內容時，左腦的語言和概念便能發揮作用。我覺得比起用語言架構而成的概念，感官記憶在無意識狀態下無言地傳遞訊息，對人們帶來更深遠的影響。

兒童六歲時，大腦已發育至成年人的90%。我們從腹中胎兒成長到能夠在理論上使用語言爲止，需要將近七年。因此，與語言的理解程度相比，我們在感官方面——聲音、光線、顏色、呼吸、氣味、皮膚感覺、本質爲愛的振動的療癒能量，能更快傳遞至潛意識深處。許多人曾在輪迴轉世經歷過不用語言的時代，也有不少人不使用這個世界的語言。因此，比起語言層面，我們的能量和身體記得更多的是具有共通性、一般主題的感官記憶。

有一次，我用水晶缽音樂爲一位女子進行療癒，這位女子閉著眼睛躺在床上，進入深層冥想狀態。她告訴我，在冥想中看見許多色彩精美的繪畫。她問我：「我的面前出現很多幅色彩非常美麗的繪畫，繪畫中央閃耀金色光芒，那道金色光芒是什麼？」我回答：「那是愛。」我們心中有愛的光芒，那是光輝的眞我。我們敞開心靈時，體認到愛之光的美麗。

敞開心靈時，內在神靈的眞我熠熠生輝。與愛之光共存時，我們原本的樣貌散發神聖光彩，讓我們成爲自己，而不是其他任何人。敞開自己的內心時，可以採取一些只爲某個人而做的特別行動「獨一無二 Only one」，用自己的力量讓自己和他人獲得幸福，這個「Only one」與任何職業無關。無論您是家庭主婦、上班族、公司老闆，只要敞開內心，就能與他人分享愛。我們可以做到只爲某個人而做的「Only one」，讓自己和他人的心靈一起散發光芒。這件獨一無二的事只有您才能做到，一定可以感動人心。

我曾在日本靜岡縣的一間旅館裡進行療癒，那裡是一片安靜、美麗且鬱鬱蔥蔥的廣闊山頭，也是達賴喇嘛祈求和平的地方。窗外的景色猶如一幅畫。美麗的富士山漂浮在海上，還有一望無際的綠色丘陵和壯麗山脈。在這一片寧靜又美麗的景色裡，許多久遠的情感和回憶隨著水晶缽音樂被釋懷放下。心靈在豐富的自然美景中敞開，冥想成爲一段極富藝術性的時光。

## 嘗試用科學了解心靈

療癒，其中包含量子物理學的觀點，英文稱爲 quantum physics。第十四世達賴喇嘛在東京演講時，表示他正積極從科學角度理解心靈，著重於對「空」的理解。我認爲，佛教「空」的觀點可以從基本粒子和量子物理學的角度來探討。由於肉眼看不見的量子世界還有許多未知部分，即使「空」的觀點和療癒無法直接與量子物理學和科學畫上等號，它們之間依然存在共通點。

我曾聽聞佛教也有科學的一面，透過冥想，我的體驗幫助我理解這個說法。如同我之前提到的，經歷深層冥想後，才明白「存在的一切都是粒子。」量子物理學研究量子的運動，而量子是比原子更小的粒子。

我不是物理學家，只能從靈性療癒的觀點解釋這些概念。舉例來說，投擲出一顆棒球後，無論有沒有刻意觀察它，都能一定程度預測球的運動軌跡。在量子的超微世界裡，該運動軌跡是粒子運動和波狀振動相互作用產生的結果，觀測與不觀測會導致不同結果，觀測後則會得到預期中的結果。也就是說，超微世界同時發生多個現實，觀看者的角度導致結果產生變化。依照靈性層面說法，這就是平行世界。現實是平行發生的，每個現實和未來都是基於觀察者的角度而產生的。

換句話說，平時維持積極的心態和良好的健康觀點，就能創造積極又健康的未來。同樣一件事，有些人非常擅長，有些人總是做不好。從心理學角度來看，擁有濃烈積極情緒的人更容易實現目標。在積極的情緒下，不斷累積積極的行動，朝具有建設性的正確方向前進，就能達到提升行動品質和數量的良好成果。

從療癒角度來看，結果的差異取決於自己的內在感覺、情緒和記憶力。情緒、感覺和記憶的能量與一個人過去的經歷直接相關。但是其中涉及業力因素，例如自己的經歷，還有從自己祖先那裡繼承下來的記憶，以及前世的記憶，它也可能來自於人類對過去的巨大記憶。

從精神角度來看，當記憶的能量被視爲最小單位的基本粒子時，療癒可能會把基本粒子轉向良好的方向發展，並改變隨後產生的結果。

想法、語言和情感的基本粒子，在當下這個時間點就已經與未來緊密相連，這些基本粒子很快開始形成各種形狀和現象。良好的想法、語言、想像力、情感與感覺的基本粒子，便是創造美好未來的重要元素。

奠定當今量子物理學基礎的德國理論物理學家馬克斯・普朗克（Max Planck）曾說：「一切都是振動及其影響。現實中，任何物質都不存在，各種各樣的一切事物都是由振動構成的。⑨」存在的一切都由基本粒子組成，而且全都在振動。振動代表它在運動，沒有任何事物是不會改變的。

我的療癒方法是用源頭的無條件之愛的能量，消除各種感覺、情感和緊張等痛苦的粒子。比方說，透過療癒，把來自負面情感的能量粒子轉化爲具有幸福感和受到保護感覺振動的粒子。「愛的光源療癒」和氣功等利用能量進行療癒、改變各種振動的原理，或許將來有一天能用科學解釋。

在我的療癒過程中，無條件之愛與水晶缽音樂一起流向案主時，強烈的愛的振動會持續聚集很長一段時間，有助於維持健康年輕、活力煥發的狀態，一旦體驗過強烈的愛的振動聚集在全身、這種前所未有的經驗後，就能自然地平衡原本的身體狀態並促進健康。

我研究振動測量儀（PRA裝置）時，發現原子和量子物理學的科學理論和佛教觀點非常相似。澳洲神經生理學家兼諾貝爾獎得主約翰・埃克爾斯（John Eccles）曾說：「我希望你意識到自然界沒有色彩或聲音。沒有紋理、樣貌、美麗、氣味，這些東西全都沒有。」

舉例來說，特定頻率電磁波的刺激作爲電子訊號傳送到大腦，被識別爲「紅色」，實際上並沒有紅色的電磁波。聲音亦只是不同頻率的空氣振動，顏色和聲音都在我們的腦袋（認知）中產生，原本的自然界其實沒有聲音，觸覺、味覺、嗅覺也是如此。我們透過感官功能把接收到的刺激轉變爲電子訊號，以此爲基礎，在大腦皮層創造大自然和世界的景象，而非看見並感覺到大自然原本的樣貌。

加州大學物理學教授弗里肖夫·卡普拉（Fritjof Capra）曾說：「在原子物理學中，我們最終沒能找到任何『事物』，因爲它總是以相互作用結束。」卡普拉教授認爲，最終「具有堅固物質的目標」，也就是「物質」，其實不存在。一切都是交互作用的結果⑩。

我想起了《心經》的內容。「色即是空，空即是色，受想行識，亦復如是。」眼睛看見的東西，有形的東西，全都沒有實體。亦不存在感覺、思維和認知。「是故，空中無色，無受想行識，無眼耳鼻舌身意，無色聲香味觸法。」在這個世界上，不知何謂形狀、感覺、識別、思想，沒有眼睛、耳朵、鼻子、舌頭、觸覺、意識，亦不存在景色、聲音、氣味、味覺與溫暖。

原因與條件相互作用產生能量，形成我們接收到的現象。一切事物時時刻刻都在變化，不存在一成不變的實體，一切現象都是原因與條件相互作用所形成的。這意謂著沒有獨自存在的事物，一旦條件和原因消失了，結果也將隨之消失。我認爲，《心經》提到「空」與「因緣」這些佛教基本觀念，或許也能套用至量子的世界。也許佛陀在二五〇〇年前冥想時，就像現代物理學家一樣分析事物的本質。

我試圖在療癒過程中，盡可能以能量減少傷害及痛苦現象的成因，並藉由改變能量，盡力消除與行爲直接相關的負面情緒與感覺，進而改變結果。

註釋：

①一九〇〇年代，日本的臼井甕男提出靈氣療法，就是比較知名的能量療法之一。

②使用的振動測量儀由德國 Rayonex 公司 https://www.rayonex.de/ 製造。摘自野呂瀨民知雄《德國振動醫學創造的新型振動健康法》（譯注：本書無中文版，書名暫譯）

③醫學博士萩原優採用一九〇〇年代艾德格·凱西（Edgar Cayce）的催眠療法；二〇〇〇年時期維安娜·斯蒂博（Vianna Stibal）創辦希塔療癒，著有《前世治療的奇蹟》（譯注：本書無中文版，書名暫譯）等書。

④Crystal tone 公司水晶缽的台灣專賣店：逸流空間 Serpentine Space，https://www.serpentinespace.com/

⑤振動測量儀 PRA 裝置的原型是一九〇〇年代初期，美國史丹佛大學醫學院病理學教授兼內科醫師阿爾伯特·阿布拉姆斯（Dr. Albert Abrams，1863 ~ 1924）發明。一九九五年，日本北里大學分子生物學副教授中村國衛醫學博士（1939 ~ 2010）以上述裝置為原型，設計 PRA-NK 型裝置來測量振動。http://www.praust.com/index.html，PRA 臨床應用研究會 http://www.pramd.com/about/about.html

⑥西尾仁（http://inochi.jp/index.html）

⑦摘自七世紀後期，日本最古老歌集《萬葉集》。

⑧江本勝（https://masaru-emoto.net/cn/）

⑨摘自野呂瀨民知雄《德國振動醫學創造的全新振動健康法》（譯注：無中文版，書名暫譯）

⑩摘自一般社團法人ＰＲＡ臨床應用研究會（http://www.pramd.com/）、非物理性技術研究所有限公司（http://www.praust.com/index.html）

# 3

# 「愛的光源療癒」的療癒課題

## I 成長的課題——療癒孩子與母親、父親的關係

### 療癒內在小孩

療癒親子關係幾乎是我在療癒過程中一定會遇到的課題，這是因為童年時期的潛意識是開放的，很容易汲取痛苦。成年後，顯意識不知道人際關係、身心狀態、感官與情緒等各方面痛苦的原因，或在不知不覺中造成的痛苦和困境，往往與童年時期有關。

我們大多數人都自行選擇了母親而來到這個地球上，案主在腹中胎兒時接收到母親的緊張，或在童年時期承受母親的心痛與辛勞。擁有深厚緊密連結的親子會透過共同生活和遺傳，共享愛與幸福的感覺，以及悲傷和痛苦。

在療癒的視界裡，孩子和母親擁有良好關係時，會有散發金色、淡白和鉑金色的無條件的愛之光連結彼此。若兩者之間的羈絆淺薄，連繫彼此的光芒會變得微弱甚至消失。在這種情況下，請盡可能用愛之光消除兩人之間的悲傷和痛苦，再用無條件之愛重新連結彼此，也可以用同樣的方法療癒父親和孩子的關係。

親子間的連結不是第三維度的，實際上父母可能已經過世，或基於某些原因彼此互不相

見。儘管如此，我們依舊不是獨立存在的個體，親子是極度親密的關係，學習這個課題有時會遭受巨大傷害。如何克服這道傷痛並堅強活下去，乃是人生中的一大課題。

親子、兄弟姊妹、伴侶、戀人和朋友一起經過多次輪迴轉世，彼此越親密，學習過程中的傷痛就越強烈。越深入根本消除傷害和痛苦，就能收獲越明顯的覺醒和成長。即使親子之間有很多痛苦和悲傷的情緒，這也是自己選擇的因果造成的，能夠意識到這一點的父母或孩子，才能面對自己的內心深處，克服這些障礙，化解最深沉的部分，扭轉整個人生。

除了與周遭之人的關係以外，您與自己建立何種關係，如何對待自己，擁有何種自我形象（對自己的印象和形象），都會影響自我價值和自我信任的深層部分，從根源逐漸加深改變自己的生存之道。自我形象影響著人生的各個層面，例如源自美國、融合溝通與心理學的神經語言程式學（Neuro Linguistic Programing，簡稱ＮＬＰ），就是透過溝通，最大程度地提升人們原本擁有的能力和潛力。在ＮＬＰ當中，自我形象與收入、戀愛、地位、工作、人際關係與環境息息相關。許多案主告訴我，經過療癒後，工作、戀愛、婚姻、收入等物質層面顯現非常直接的效果。對我來說，這些物質層面的效果是其次的，我的目標是幫助案主從深處根源療癒身心。

任何人都能輕易從外部獲得物質，比如您得到一件好東西，到手時非常興奮，經過一段時間後，這種感覺就轉移到別處去了。從外部獲得的物質與感覺具有一定的限制，相較於獲得物質的一時興奮，能夠持續讓心靈感到滿足的，是從內在力量和心靈深處滋生出的眞實喜悅。

這種眞實的喜悅和堅定不移的內心，是從出生至今與各式各樣的人建立起的人際關係、機會與環境所構成，尤其與父母和親近之人的關係，或多或少都在不經意中反應出來。童年時期到青春期的各種經驗形成內在小孩的深層課題，無法只靠一次療癒就出現判若兩人的改變，必須經過多次深層療癒或自我反省和冥想，才能獲得明顯效果。每個人注意到內心深處的時機都不一樣，若能透過自我反省客觀地觀察自己的情感與意識，就能及早發現變化。

從根本療癒內在小孩的方法，正好與使用別人的觀念和方法，從外部獲得物質內容，努力成爲其他人，從表面上模仿他人而成爲特別的存在等恰恰相反。我們追求的是「成爲自己能夠成爲的一切」，而不是成爲別人。

無論身在何處，都要認清自己的生存之道，確定自己心中的本質，喚醒心底的眞我。我們不該欺騙自己，不要對自己的想法和感受過於遲鈍，因此必須靜下心來自我反省。改變的速度因人而異。我建議案主遠離香菸和酒精，這些嗜好讓感官變得遲鈍，遮蔽內心的傷痛，讓我們難以自我反省，不知何時才能成爲擁有原本力量的自己。

當內在小孩從根本上獲得深層療癒和消解之後，我們才有機會發掘自己的本質和眞實的自我（眞我）。很多人從小常被父母和長輩耳提面命：「去做這個！」、「做這種事就會有這種下場！」、「快點做！」、「你一定要達成目標！」、「你爲什麼做不到？」、「男生就該怎麼樣！」、「身爲長女該有的表率！」即使成年後，這些矯正的壓力和督促的能量依舊是從童年時期延續一輩子的無形蓋子，形成一道阻礙自己成長的牆壁和絆腳石，抑制眞實自我（眞我）的發展。

站在父母的立場，這是一種非常深切的愛，希望孩子擁有美好未來，傾盡全力的愛守護孩子。然而，很多時候這種無形能量卻阻礙孩子的自我成長，讓孩子缺乏自信。孩子想從父母那裡得到的不是鉅細靡遺的指導、壓力、指示和無止盡的擔心。父母必須在擁有自由意志的環境裡相信孩子，觀察孩子的本質，了解孩子的喜好和天賦，才能成爲最理解孩子的人。

## 戰爭記憶與育兒

說起日本和全世界的親子關係課題，我感覺DNA的記憶被戰爭傷得很深。亞洲區的祖先們經歷過極度惡劣的環境，許多人在戰爭中喪命，生活非常艱辛。

母親們在戰爭期間及戰後都無法安心育兒，這份痛苦的記憶烙印在遺傳基因裡，記錄一連串撫養孩子的痛苦。尤其日本在戰爭期間，許多男人上戰場，在幾乎沒有成年男性又糧食匱乏的極端情況下，女人們拚了命保護孩子。不能依賴任何人的痛苦，讓母親們下意識無法向任何人發出「我需要協助」的求救訊號，背負「只能一個人育兒」的念頭，把強烈的緊張感壓抑在心底，孩子便一邊吸收這份緊張一邊長大。這種歷史的戰爭記憶和遺傳基因的記憶是人類的「痛苦」記憶，不僅在日本，全世界許多人身上都有。

現在距離第二次世界大戰結束已經快八十年。在自由、和平的時代，我感覺我們潛意識的傷痛記憶正逐漸被療癒。由於遺傳基因依舊保有傷痛記憶，潛意識的傷痛感可能在某些時機，例如壓力過大時被喚醒。

比如五百年前十字軍東征的記憶，即使是數百年前的前世，創傷記憶依然存在於我們的心靈（靈魂）。同樣地，有些人承受巨大壓力時，會被喚醒創傷的感覺。我每次療癒戰爭記憶時，都會由衷希望人類互相傷害的戰爭不要在世界上任何地方重演。

許多孩子因爲「想要幫助媽媽」而進入母親的肚子裡，嬰兒無條件吸收的不僅是母親的溫柔與愛，還有緊張、悲傷與焦慮。孩子在母親肚子裡或還只是個嬰兒的時候，發現自己比想像中更無條件地愛著媽媽，嬰兒是振動強烈又純粹的無條件的愛之光。

從嬰兒到成年，從母親那裡吸收到的情緒和緊張能量都留在孩子的體內，不知不覺中反映至生活的各個層面。例如，嬰兒時期吸收的緊張是個關鍵因素，導致「在公共場合說話總是非常緊張」、「焦慮讓我晚上睡不好」、「對媽媽的感情很複雜」，並無意識重蹈這些現象。

藉由充沛的無條件的愛之光消除連案主自己都不記得的緊張與痛苦能量，自然地療癒身心，化解在無意中展現的各種現象及情緒。您會發現自己在公共場合不再緊張兮兮，睡眠品質提升，對母親的負面情緒出現變化，改善了親子關係。

## 除了療癒以外，撫慰內在小孩的其他方法

除了療癒和冥想，還有其他療癒內在小孩的方法。有孩子的人請花點時間，心平氣和地用無條件之愛與自己的孩子相處。看著眼前的孩子幸福地體驗自己童年時無法被滿足的事，孩子的笑容便療癒了父母的心。

請用一顆平靜的心對待孩子，與孩子保持適度距離，並充分信任孩子。觀察孩子，了解孩子的喜好，不要過度對孩子動口動手，只要準備好環境，讓孩子按照自己的想法和意圖去行動。許多父母客觀看待孩子憑藉自己的力量成長時，父母的內在小孩就能獲得療癒。

若您小時候曾經歷創傷但現在沒有小孩，請懷著無條件之愛，從事不會造成負擔的志工或職業，養成用細微的溫柔行動讓孩子展露笑容的習慣。如此一來，您心中的內在小孩就能獲得療癒，內心日益充實。

您也可以透過療癒或珍惜自己的父母來撫慰在內小孩，與其對父母言聽計從而犧牲自我，或父母喜歡操控，作爲一位成年人，請客觀看待父母原本的樣貌，與他們保持適度距離，當您不勉強自己並思考如何採取行動讓父母過得幸福，您的內心就能有所成長。

父母永遠是父母，他們永遠把孩子當成小孩子來對待。有些父母認爲讓孩子聽從自己的安排就是愛，當孩子被要求遵循父母的指示，而這些指示與自己的想法不同時，請與父母維持適度距離，向他們解釋「我能理解爸爸媽媽的想法，但我有自己的主張。」

我在青春期不曾叛逆，也幾乎不曾反抗過父母。然而，孩子在青春期多少展現出叛逆，代表孩子正在成長。沒有人是完美的父母，我認爲在青春期展現叛逆，無論對父母或孩子都是非常自然的事。我從小就知道父母非常辛苦，所以我不自覺認爲聽從父母的安排，就能讓父母和家人獲得幸福。

有一次，我有點情緒化地告訴母親：「我的想法和媽媽的想法不同。」即使小時候因爲害怕而不敢跟父親說話，我也曾向父親強烈表達自己的意見。事實上，這些都是我透過療癒和冥想充分撫慰內在小孩後所做的事。我在青春期幾乎不曾說過反抗的話，成爲大人後，療癒了內在小孩，終於能透過言語認眞表達自己的想法，與父母發生過好幾次爭執。我們有時無法用溫柔的話語對待身邊親近的人，而和善地與他人溝通眞的非常重要，這是我在進一步療癒自己的內在小孩課題後得到的省思。

從某種意義上來說，在年幼孩子的眼裡，父母是絕對的存在。沒有父母的照顧，年幼的孩子就無法生存。孩子想從父母那裡得到的不是指示和責備，而是被信任、尊重和理解。

孩子小的時候，父母往往認爲自己的想法優於孩子的想法，但從出生那一刻起，孩子已是有別於父母的獨立人格，有著和父母不同的想法是很正常的事。此外，每個人的輪迴轉世旅程也完全不同，而即便由因果選擇了父母，每個人都擁有完全不同的性格和人生課題。

孩子們即使擁有和父母不同的人格，依舊傾向在無意識中把父親或母親當作自己人格的原型。有時，孩子在不知不覺中以雙親互動的方式來對待伴侶或同伴，當您深刻意識到這種情況時，就能從不自覺重複上演的創傷原型中解脫。建立屬於自己的風格，以無條件之愛作爲人際關係的基礎，愛著自己和他人原本的樣貌，就能從根本上療癒內在小孩，這一切都與靠自己去提升自己的力量有關。

日本和世界各地傳統的育兒方式常會對孩子過度干涉、壓抑、責備和指示。我也不自覺這樣對待我的兒子，但我意識到這樣不會讓情況變得更好，也無法幫助孩子自我成長。我絕對不是一位完美的母親，許多人在育兒方面給予我很多協助，同時我也感受到兒子自然而然用他的內在力量自我成長。假如我無法透過療癒和冥想去自省，說不定我和兒子的關係會持續充滿創傷與痛苦。

與您越親近的人，越能從他們的身上學習更多。與親近之人一起學習，有時會遭受強烈創傷，若更深層地把這種傷痛轉化爲無條件之愛，就會發現這種傷痛其實是跨越輪迴轉世又偉大的愛的學習。內在小孩的課題是憑藉自己的意志去面對自己，從根源消解自己必須克服的障礙，把傷痛轉變爲無條件之愛。

透過從根本深層地化解親子課題，爲往後的人生帶來各方面的徹底改變。深刻地面對自己，從根源與父母一起療癒內在小孩的課題，就是打開心扉，喚醒自己的本質（眞我）的關鍵。從深層部分療癒內在小孩，穩固自己原本應該自然且自由的生存方式，就能獲得無窮盡的自信之力與自我成長力量，恢復原本的健全狀態。

在各種關係中，必須以平等的態度讓彼此保有心靈自由，以健全的心態看待對方（不要對對方抱持負面想法），才能共同攜手創造，與對方保持適度距離與空間，以無條件之愛接納對方原本的樣貌，我認爲具備這些要素的人際關係可稱爲「健全的相互依賴且獨立的關係」。

## 育兒環境的改善使孩子重展笑顏

在日本，許多女性經歷過高齡生產，身體需要長時間才能恢復健康，產後身心疲憊不已，導致免疫力低落。同時，產後需要半夜哺乳，睡眠嚴重不足，分泌過多壓力賀爾蒙，讓身心長期陷入緊張狀態，一直無法提升免疫力，有可能喚醒前文提及的基因記憶中關於戰爭期間最刻苦的生存環境。

被喚醒的記憶造成身心緊張和壓力，加上大多由媽媽獨自挑起育兒重擔的大環境，有可能是產後憂鬱的原因之一。許多日本女性千辛萬苦、拚盡全力養育孩子，表示「爲什麼我在養育孩子時，變得那麼瘋狂？」幾乎不記得當時的情形。許多日本女性即使全心全意養育孩子，依舊因沒有以輕鬆溫柔的態度對待孩子而產生罪惡感。不僅日本女性，台灣、新加坡等亞洲女性，甚至歐洲和美國，世界上許多女性都覺得育兒是一件非常艱辛的事。多虧了兒子的存在，我才知道自己尚未癒合的潛意識記憶，並透過療癒和內省使自己痊癒許多。

我在兒子尚未出世之前就開始冥想。成年人有自由時間和悠閒生活，哪怕情緒出現一點波動，即使牽涉到工作，成年人之間依舊能保持距離，所以我的情緒幾乎不曾眞正被動搖過。然而，我生平第一次生產和育兒，在體力不濟又睡眠不足的情況下，從睜開眼睛到閉眼就寢都無法離開兒子，必須長時間與兒子獨處，孤獨、憤怒、悲傷和受傷的情緒一起爆發，把我淹沒。

我的負面情緒成爲潛意識的門扉，透過這扇門，我的童年時期和祖先的創傷、輪迴轉世的創傷、母親的創傷、與父母關係的痛苦等潛意識記憶獲得很大程度的療癒。我認爲我兒子天生就有「想要幫助媽媽」的願望。假如沒有遇見兒子，我會以爲自己有很多無法被自己和他人療癒的記憶，遇見兒子是必然的，感謝宇宙和所有幫助我養育兒子的存在。

我稍微適應育兒生活後，開始從各種角度去理解，爲什麼許多人這麼辛苦育兒的原因。我參加了心理學和人類學的大學教授開設的育兒相關課程。人類學家長谷川眞理子教授認爲，透過每天育兒的經驗，無論男女的大腦都有二十多個部位被激發活化。育兒是一項全方位的大腦訓練，不僅預測和想像各種情況，還能培養同理心、觀察力和耐心。據說，擁有紮實育兒經驗的人，也能在職場上展現這份能力，無論從大腦或心靈的角度，育兒亦是培養父母的心智及提升整體能力的機會。身爲療癒師，我認爲育兒在物理上促進大腦發展，並增強感知對方內心的觀察力和同理心，讓我們更清晰看見前世的景象。

日本有個「產後危機」的詞語，伴侶無法同理身爲母親的痛苦和煩惱而導致離婚，成爲一種社會問題。日本公共電視台NHK曾以孤獨育兒爲主體，製作一部名爲「媽媽的緊急情況」的特別節目。沒有任何工作比育兒更需要耐心，可能的話，無論是事業有成的人、或長期冥想的僧侶，我希望他們嘗試不分晝夜親自照顧小嬰兒，一定會對這個過程大吃一驚——自己的母親究竟忙碌到什麼程度，懷著母愛日夜擠奶，換尿布，無數次把寶寶抱在懷裡，孩子發燒時操心擔憂，爲了孩子的存活付出的心血一定讓人感嘆不已。

從人類學的角度來看，日本的長谷川眞理子教授和明和政子教授爲母子間的強烈緊張導致的虐待感到憂心忡忡。特別是大腦的耐心部分尚在發育中的年輕人，他們從來沒有和嬰兒相處的經驗，卻要承擔育兒工作，這種情況令人擔憂。

如今大腦發育的速度和以往不同。壽命延長到近一百歲，大腦有很長一段時間都在發育成長。在祖父母那一代，有些人不到二十歲就生小孩；如今許多人超過三十五歲才迎來第一胎。人類學博士認爲，現在二十歲的大腦在各方面包括耐心，可能比以往成年人大腦發育得更緩慢。

從人類進化的途徑來看，據說五百萬年前人類的祖先是黑猩猩，最終成爲南方古猿並進化成人類。既然人類的祖先是黑猩猩，透過觀察人工飼養母黑猩猩的生產和育兒過程，令人心痛地發現，這些不曾在自然環境中實際體驗其他黑猩猩生產和育兒情況的黑猩猩媽媽，有五分之四在產後陷入恐慌，根本無法撫育孩子，甚至其中有些黑猩猩媽媽發瘋了，殺掉自己的孩子。普通的野生黑猩猩看見其他黑猩猩媽媽生產，年輕的黑猩猩阿姨會代替媽媽抱著孩子並協助育兒，藉由這些經驗，自然而然參與育兒工作。人類學家告訴我們，從未參與過育兒、完全不知道嬰兒在日常生活中是什麼樣的存在，就會陷入恐慌狀態，人類亦是如此。

嬰兒出生時，大腦非常小。大腦發育之前，他們不斷重複激烈的夜啼、強烈又令人不悅的舉動，以及無法理解的行爲。一旦這種育兒景象在成長環境中成爲日常風景，擁有近距離觀察的經驗，即使沒有親自照顧過孩子，也能激發母親大腦中的壓力賀爾蒙，改變與育兒相關的想法和情緒。

最後，談談人類育兒的環境。在古代，育兒原本是在村莊、部族、社區裡，在許多人的關係裡，孩子在母親以外的人的手中和溫暖裡，由眾人一起用愛心養育的，孩子是每個人的寶藏。然而，現今日本朝向核心家庭（不與祖父母、叔伯嬸嬸一同居住的環境）發展。日本的公寓居住環境裡，大多數人不知道隔壁鄰居的名字，與鄰近和周遭的人際關係非常薄弱。

在瑞典，男性的育嬰假比率爲80％，日本男性的育嬰假比率只有5～6％。由媽媽全權負責照顧孩子是日本人的普遍想法。

正如前文提過的，日本人擁有的戰爭等潛意識記憶，導致媽媽無法發出「需要幫助」的求救訊號，加上「育兒是媽媽的事」的世俗壓力，在核心家庭的環境裡，第一次體驗育兒的媽媽陷入半恐慌的緊張情緒，夜以繼日獨自努力照顧孩子，造就媽媽孤單辛勞育兒的模式。

從大腦發育和人類進化的角度來看，媽媽們應該尋求可以輕鬆育兒，無須獨自背負責任的環境。比起世俗眼光，更需要重視自己的身體，適度休息。不要依賴育兒書籍，而是依靠身邊許多已經擁有育兒經驗的人，在心理與物理上與孩子保持適度距離，擁有自己的時間，才可以快樂育兒。媽媽不僅要轉換心情、撫慰身心和放鬆充電，過自己的生活也非常重要。

從孩子出生起，育兒的時間長達近二十年，需要父母長期付出巨大能量。若您是一位年輕讀者，將來有了孩子，請您謹記用溫暖的心打造育兒環境，不要把責任全部攬到自己身上，要讓孩子在眾人的圍繞下成長。

我透過飲食，在產後恢復體力。想要恢復心理健康，恢復體力是至關重要的第一步。身體需要的營養素是醣、脂肪、蛋白質、維生素、礦物質，許多日本人和我的飲食習慣都缺乏蛋白質。我生孩子前是素食主義者，主要吃盡可能不用農藥的有機蔬菜和穀物。以蔬菜和穀物爲主的「大自然長壽飲食」（Macrobiotic）在日本廣受歡迎。我在產後依然遵循這種飲食方式，但由於我生產時失血過多需要輸血，體重暴跌，遲遲無法恢復體力而向友人請教。朋友當年也因無法恢復體力而向醫師諮詢，被告知多數現代人攝取不足所需的蛋白質。比平時更虛弱的我開始透過飲食積極攝取大豆蛋白質、乳製品蛋白質、肉類或魚類等動物性蛋白質，一年半後終於恢復流失許久的體力。

從根本進行深層療癒，雖能有效對往後的現象帶來改變，但身體從眼前的現實環境與飲食方式攝取到的養分也會造成重大影響。我們擁有一個第三維度的身體，無法只靠能量來療癒及改變它。我們從長年被禁錮的情感中解脫時，或許覺得療癒像魔法般神奇，但我認爲療癒並非魔法。我希望提供的是更現實、能眞正幫助人們的療癒方式。每個人都知道，孩子攸關國家的未來，進而開創世界的未來，我堅信孩子的幸福不僅對個人，對全世界的未來都至關重要。

我認爲，想讓孩子過得幸福，必須先讓媽媽過得幸福。假如媽媽不願選擇幸福生活，寧願不斷傷痕累累地活著，孩子也會跟著在創傷中成長，無法選擇幸福快樂的生活方式。母親的幸福與愛的記憶存留在孩子的全身及心底，幸福的愛的能量最終體現在孩子的生活中。在療癒過程中，我撫慰媽媽們的創傷和一路走來的辛勞，由衷祝願：「希望全世界的媽媽都獲得幸福！孩子們笑口常開！」

我在冥想中回憶並感受到在雷姆利亞黃金時期，擁有非常幸福的育兒經驗，孩子是那個文明的寶藏。迎接並養育作爲愛之光的孩子的生命，在整個文明社會是一件非常重要的大事。一對擁有高度精神力的伴侶，以彼此深厚的愛爲根基，迎接特別的孩子——神聖愛之光的誕生。育兒是由擁有養育孩子的才能、喜悅、經驗與知識的人，適度參與孩子在愛意中成長的過程，育兒不是單一家族的責任，而是由整個社群共同養育及教育所有的孩子。在整個社會愛的祝福裡養育孩子，是一件非常幸福的事。

現實社會中，可以感覺到育兒與工作、父親與母親、孩子與社會、家族與家族是被分開看待的。我希望一點一滴改變存在方式，以龐大的愛爲根基，朝向由社會全體共同養育孩子，爲孩子謀求幸福的方向前進。

## II 輪迴轉世的課題

### 消除輪迴轉世時吸取的魔性、邪惡與黑暗

我認爲消除輪迴轉世時吸收的魔性、邪惡與黑暗是一件非常重要的事。或許有人認爲「魔性、黑暗與邪惡」像恐怖電影一樣，我想告訴大家，事實並非如此。這是看待自然界的一種方式，通常是一股能量，引導現象朝著不利的破壞性方向發展。請當成一種雖然看不見，卻會影響事物交互作用的基本粒子。請您試著想像，若每個人都把這種魔性、邪惡與黑暗的基本粒子轉變爲無條件之愛的基本粒子，不斷重複這個過程後，將會激發多麼巨大的潛能。就連佛陀都曾與群魔奮戰過，每個人的內心或多或少都有黑暗，沒有人是純白無瑕的，相反地，也沒有人是純粹黑暗的。

若要描述何謂魔性基本粒子，其實它一度曾是愛之光的基本粒子，不過它愛的範圍極度狹隘，愛的光芒極度微弱，愛的振動極度低落。假如輪迴轉世、童年時期或遺傳基因的課題經過多次療癒過程依舊無法獲得撫慰，就是有可能受到魔性和邪惡能量影響，需要有意識地淨化內心的黑暗，才能改變今生面臨的傷痛及困境等現象，讓心靈與生活朝著平靜安穩的方

向發展。這種魔性的本質促使我們無意識間延續創傷與痛苦的業力現象，讓輪迴轉世永遠無法終結。正是這種魔性與邪惡能量阻礙我們正確看待事物的本質。

我會帶著水晶缽去日本的兒童醫院演奏，病房裡的孩子必須辛苦承受各種手術，因爲生病而無法去學校讀書，也不能和朋友一同玩耍。某一天，我一如既往演奏完水晶缽之後，讓孩子們觸摸水晶缽樂器，讓他們和媽媽一起彈奏。孩子們第一次看見、聽見和接觸到這種樂器，全都好奇不已。有一位看似小學生的男孩第一次彈奏水晶缽樂器，看起來非常開心，雙眼閃閃發光，展露純眞可愛的笑容，並演奏了很久的水晶缽。男孩的媽媽在一旁流著淚，珍切地看著孩子的笑容。

我聽到這位媽媽在心裡向開心微笑的兒子說：「對不起，沒能生給你一具健康的身體。」我忍住眼淚，完成那場志工活動。隨後我回到自己的車子裡，獨自嚎啕大哭，把那份隱忍的淚水宣洩出來。看見那位母親的眼淚，我的內心充滿幫不上他人的悲傷，即使如此，我的內心（靈魂）依舊吶喊著想要幫助他人。那時我才明白，內心深處在輪迴轉世時吸收的惡魔，伴隨我的眼淚一起浮現出來，這個惡魔讓我總是自認爲我的愛非常渺小。

無論您是不是療癒師，我都希望各位讀者在生活中體驗從內心湧現的深厚慈愛。有過這種體驗後，世界就會改變，一味追求私欲的生活會逐漸消退，內心的愛會湧現。

舉例來說，愛的範圍變得狹隘，愛之光變得微弱時，意識會偏向方便自己便宜行事。每個人都可能以自己的立場去思考和行動，但假如過度本位思考，會因為恐懼和自私自利的慾望而向對方進行掠奪，甚至與親近之人為敵。從宏觀角度來看，愛國主義也是一種狹隘的愛，把愛侷限在自己的國家，而把其他的國家全視為敵人。此外，一個群體、一種人種、一個民族、一個宗教等，這種只關注自己的愛，範圍都極端狹隘。假如愛之光變得極度微弱，愛的振動變得極度低落，大多數人的恐懼與仇恨能量就會大幅增長，可能導致歷史上再三重演毀滅性犯罪、鎮壓與戰爭。個體與社會及世界息息相關，這就是為什麼我認為淨化每個人的心靈至關重要。

二〇二〇年冠狀病毒的散播引發全世界一片混亂，我認為世界上沒有多少人在祈禱向世界傳遞愛與光，因此我每天持續祈禱，向全世界傳送愛之光。我相信，只要許多人一起祈禱並傳送大量的愛之光，就能撫平衝突和混亂，讓紛擾終歸平靜。

氣功大師西尾仁老師曾學習過密宗，也曾運用過德國振動測量儀，他認為從昴宿星、大角星等優秀星球輪迴轉世的靈魂（心靈）被惡魔和撒旦封印，導致我們的意識層級遭到壓抑。我們的輪迴轉世有可能前往地球以外的地方，當我們在優秀星球完成學習而降生至地球，惡魔和撒旦會封印輪迴轉世的次數（輪迴轉世的經驗）、意識層級與靈魂能量的質量。藉由輪迴轉世經歷過意識層級比地球更高的星球之後，意識水平也將隨之提升。

舉例來說，就個人而言，這些能量讓您忘記自己原本的眞實樣貌，無法正確看待對方與事物的本質，明明想善待自己與他人，卻在不知不覺中忽略了珍惜並愛護自己與他人，不斷重複爲了自己的利益而掠奪他人，或被激發恐懼感。有時甚至變得強勢或咄咄逼人、極度自我犧牲、傲慢，或被激發憤怒、孤獨和不信任的情緒與行爲。它也促使我們不知不覺播下對自己和他人都有害的不良行爲的業力種子，促使我們遠離原本的無條件之愛。也就是說，這種性質會導致我們與愛分離。

「愛的光源療癒」的療癒方式旨在把黑暗、魔性與邪惡的基本粒子轉變爲無條件的愛之光，引導心靈走向平靜狀態。不需要戲劇化地用寫實的樣貌和姿態看待在療癒和冥想中看見的惡魔，只要把它視爲一股黯淡的能量，或遮蔽眞我的粒子集合體，再用愛之光消除它。其實它本來就是愛之光的存在，當它被消除時，就轉變爲無條件之愛的基本粒子。有時墮落天使的存在被無條件的愛之光療癒後，看起來宛如美麗的愛之光大天使。

接下來，我將分享在療癒經驗裡，發現很多人的生命課題來自幾個重要的古文明。

## 「愛自己」的課題：源自雷姆利亞的記憶

我記得的前世記憶之一就是雷姆利亞，畫面非常鮮明，大多是在冥想時看見的。第一次看見雷姆利亞的景象是在二〇一二年，可說是一閃而過的片段。我在睡夢中看見一段未知世界之人的景象，因而醒過來。我聽到一位女性溫柔地說：「雷姆利亞。」「雷姆利亞……？那是什麼？」我這麼想著。在夢中清晰地聽見這個詞，令我印象深刻，那時，我對雷姆利亞一無所知。

當時的情況僅此而已。隔年，我生下兒子。產後不眠不休照顧小孩讓我疲憊不堪，把兒子送到一間環境良好的托兒所後，我進行很多次冥想來自我療癒，想起了雷姆利亞的記憶。前文提過，育兒能活化大腦二十個部位，多虧了兒子，育兒經驗讓我的大腦更加發達。面對自己持續冥想，讓我得以想起超古代文明的雷姆利亞記憶。對我來說，雷姆利亞記憶的療癒之旅，是完成我精神之旅的必要過程。

那是一段在我的輪迴轉世中沒有被療癒的超古代記憶，也是我進行這麼多次輪迴轉世的原因，它是造成諸多痛苦幻覺的「與源頭之愛分離」的課題。爲了完成我的旅程，我必須消除與愛的源頭分離而產生內在的黑暗、魔性與邪惡。此外，還有「愛自己」和「停止從痛苦中學習愛」的課題。我透過冥想和療癒深入面對自己，毫不掩飾自己的情緒痛苦、內心的黑暗和反復造成痛苦的現象。我知道這是一個可以用我的經驗幫助許多人的機會，自己有了經驗之後，就能更深入地療癒他人。

您看過美國電影《阿凡達》嗎？我在冥想中想起的前世，雷姆利亞的全盛時期擁有《阿凡達》與自然融合的世界觀，也擁有更先進的科學發展世界觀。在一些城市裡，用特殊礦物作爲光滑表面建材的建築物一字排開，有些交通工具在天空飛翔，人們站在小型圓盤狀的交通工具在天上移動。我看見在城市工作的人們，眼前浮現透明玻璃般的大型螢幕，圖片和文字彷彿漂浮在玻璃上，在螢幕展開圖片時，不需要實際碰觸它，只要靠意識或手勢就能展開和關閉圖片。

距離城市不遠處，有著宛如叢林的成蔭綠樹和充沛水源，被大海圍繞，彷彿一座漂浮在海上的超現代城市。在都市與豐饒的大自然中，有著神殿般的建築，這是一座非常重要的神殿，裡面有一根巨大的水晶柱，是一座很特別的建築，這座建築利用巨大的水晶柱，向城市與人們傳送愛之光與能量。

雷姆利亞的胎兒並非由母親子宮裡的羊水孕育，而是在海水中長大，在同一個地方小心翼翼地培育這些胎兒。他們不像現今這樣由單一家庭迎接孩子，而是把孩子視爲整個文明的寶藏，迎接神聖愛之光的孩子。擁有深切愛情與高度精神力的伴侶，兩人的能量完全合而爲一展現一體性。在靈性層面高度發展而圓滿完整的伴侶，特別歡迎神聖孩子的誕生，以大愛爲根基去接納孩子。生命作爲神聖的存在被全體文明人民熱烈歡迎並盡心守護，具備養育孩子的愛、才能與有經驗的人承擔起照顧孩子的角色，在慈愛中養育愛之光的孩子，讓孩子在自然中幸福快樂成長。

小孩和大人都是人形，我也曾在視界裡看見有些人是由人類和魚類進化成雌雄同體。我認爲雷姆利亞是經過數萬年進化的文明，感覺這裡的人的壽命都很長。雷姆利亞文明的人似乎在一生中經歷過各種進化的歷史，蘊含生命的可貴、高度的靈性、圓滿的成熟，是神聖又完整的的存在。他們是擁有智慧文明的生命體，意識和超感官都清晰到可以透過心靈感應對話，既是女性又是男性，具有肉體，但一半的身體是神聖的能量體，與源頭的愛合而爲一，每個人都是一個完整的存在。

我在雷姆利亞負責把愛之光帶給孩子們，那時能夠輕易地把愛之光傳送到人們的心裡。我把愛之光源源不絕地傳向孩子們的心靈，這些小可愛們的心靈接收到閃耀光芒的那一刻，散發出耀眼的光輝。雷姆利亞全盛時期的人，心中閃耀著愛的光輝，徹底敞開的意識狀態全都充滿愛。然而，美麗的雷姆利亞文明遭受其他種族侵略而迎向毀滅。我在冥想中看見，雷姆利亞人為了避免被侵略者濫用巨大的水晶聖殿，選擇關閉通往光之門的入口，把它沉入海底，這一道光之門與每一位雷姆利亞人心中的愛之光相連。

雷姆利亞人原本處於與源頭之愛融合的一體和諧狀態，經歷了與之強烈分離的傷痛和巨大悲傷。每個人都關閉了自己的心扉，用自己的意志切斷內心與源頭的連結，避免與內心相連的光源力量被濫用。雷姆利亞時期的人知道，內心與源頭相連的愛之光力量非常強大，擁有雷姆利亞記憶的人，把和強大的愛同等程度的劇烈悲傷一起沉入海底，就此長眠。

雷姆利亞人離開身體成為能量體時，自己的存在之光會吸收大量黑暗。正因如此，即使跨越輪迴轉世，依舊與源頭的愛分離，產生「不能愛自己」的課題，這其實是在根本上懷著大愛，「想要救人，卻救不了」而湧現慈悲的悲哀。

我認為許多日本人和台灣人的前世都擁有雷姆利亞記憶，傳聞雷姆利亞文明大陸在日本、中國大陸與夏威夷島附近。據說靈魂會回到熟悉的地方，當我面對透過療癒而遇到的人時，眞的有股非常懷念的感覺，我覺得我來到這個世界，是爲了實現與眾多家人重逢的諾言。

## 「原諒自己」的課題：源於亞特蘭提斯文明

據說繼雷姆利亞文明之後，出現了亞特蘭提斯文明。我想許多人都聽說過亞特蘭提斯。古希臘哲學家柏拉圖在其著作《蒂邁歐篇》和《克里底亞篇》描述一個傳說中的廣闊島嶼，島上的繁盛帝國被洪水摧毀。相傳帝國的王族是神話中的海王波賽頓的後裔，是天神與人類的混血，由於追求物質主義而腐敗墮落，遭到眾神懲罰，將亞特蘭提斯島沉入海中①。

有趣的是，除了亞特蘭提斯以外，日本、希臘、埃及、巴比倫、夏威夷、印度等各個國家的創世紀都記載，神話中的諸神創造這片土地和人民。我們的生命源頭是從宛如神聖神祇一般的存在的生命所分離出來的，或是神一般的存在創造了人，再把人的生命分散出去。

有一種說法，雷姆利亞文明藉由和其他高級星球的生命體相互交流而繁榮發達，雷姆利亞的倖存者創造了亞特蘭提斯文明。我在冥想中感覺到，以愛爲基礎的雷姆利亞人，有著一種帶著愛之光的神聖感，是靈性被喚醒的圓滿神聖存在。雖然是幻想世界，但地球的創世紀可能與外星生命體有關，這些生命體具有像神一般高度發達的靈性、智慧與愛。

我療癒過的許多人都擁有亞特蘭提斯記憶。在療癒方面，擁有亞特蘭提斯文明記憶的人需要療癒的共同意識是深層潛意識中程度不一的罪惡感「無法原諒自己」、「我必須贖罪」、「我不能獲得幸福。」雖然在柏拉圖的著作中沒有記載，相傳一萬兩千年前亞特蘭提斯末期，已具備操縱基因的技術，慾望和權力濫用科學導致文明滅亡。儘管無從得知此事的眞僞，許多人的潛意識和心底深處都有一種懲罰自己的罪惡感，這種記憶在不知不覺間讓生活過得非常艱難。

雖然無法確認是否有過亞特蘭提斯的前世，我仍療癒過許多人的亞特蘭提斯前世。他們被療癒後，行爲舉止也出現改變。許多案主埋首於工作直到生病而無法行動。他們嚴以律己，宛如懲罰自己一般拚命工作的根源就是罪惡感，每當冒出想要懲罰自己的念頭，其他人就會展現出令人痛苦的嚴厲態度。有一位女性接受多次深度療癒想要懲罰自己的念頭，經過一段時間後，即使與同一個人相處，也不再像以往那樣被嚴厲對待。隨著時間推移，被人苛待的情況逐漸消失，有些人已進步到能主動結束不必要的痛苦關係。隨後，逐漸與珍惜自己的朋友建立獲益良多的人際關係，意識到這一點時，生活各方面都朝著更美好的方向改變。

像亞特蘭提斯文明的記憶那樣，沉睡在潛意識深處的罪惡感，或多或少成爲一種思維框架，在不知不覺中不斷營造出嚴苛的情境和課題。有時即使拚命幫助他人獲得幸福，也會營造自我犧牲的現象讓自己過得不幸。另一位女性多年來，無緣無故地悲從中來，以淚洗面。像她這樣，自己也不知道原因，在某個時機點喚醒了前世的情感。除非久遠的記憶獲得療癒，否則這種情感和現象會不可思議地無法停止。

我認爲，她的高我把她帶來我的面前，她也是時候該放下長久以來在輪迴轉世中承受的巨大悲傷。我在她的療癒景象裡看見她對亞特蘭提斯的深切悲傷，在水晶缽的樂音中，療癒了亞特蘭提斯前世的記憶。療癒結束後，她對我說：「迄今爲止用盡各種方法都無法停止流淚，現在不哭了，讓我覺得很不踏實。」我告訴她：「請相信您已經止住淚水了。」療癒結束後的第二天，她多年來停不下來的眼淚終於止住了，美麗的她非常適合面帶笑容。「原諒自己」是許多人共有的重大課題，我們的潛意識是相連的，現在是讓多數人原諒自己，讓自己幸福快樂的時候了。

另一方面，擁有亞特蘭提斯記憶的人，似乎擁有自我實現的能力，可以在這個世界上主動向靈性世界傳遞建言。我在冥想中看見，在亞特蘭提斯和平的全盛時期，祭司模樣的人聚集在神殿，把水晶之類的力量運用至宗教儀式、政治與治療。相傳亞特蘭提斯是一個統一的世界，是個思想、言語和行爲皆與源頭融爲一體的文明，思想很快得以實現。

據說雷姆利亞是包容之愛的女性能量，亞特蘭提斯的能量是現實又積極的男性能量。我認爲亞特蘭提斯的輪迴轉世記憶的特質，是具備實現的能力與強勁。擁有亞特蘭提斯記憶之人的思想、言語和行爲與源頭的能量融爲一體時，仿佛想起了一切，能夠徹底發揮自己的力量。

在前世學到的大部分智慧、藝術和聖潔，都沉睡在今生這個人的存在本質裡。療癒了輪迴轉世的痛苦，前世學到的智慧與天賦就會覺醒綻放。前世的記憶無論是雷姆利亞、亞特蘭提斯、埃及或其他星球的輪迴轉世，透過療癒撫慰痛苦並與源頭連結，這個人的人格特質就會從存在深處湧現。療癒不僅是撫慰，也是以愛之光喚醒這個人原本的特質。

二〇二〇年的今天，冠狀病毒的傳播已在各個國家奪走許多人命，多數人因爲全球經濟不景氣而感到窒礙難行。這份痛苦從何而來？文明不斷重演與愛和慈愛分離，因爲一部分人放縱慾望和自私自我的課題，可能就是問題的根源所在。如今科學不斷發展，經濟至上主義成爲主流，被遺忘的慈愛裡，究竟誰才是贏家？我們的潛意識是相連的，無論是一部分的人，或是一個人，都與全世界的人相連。

我的潛意識中也有一點亞特蘭提斯記憶。二〇〇九年左右，有一天，我與已故德國冥想老師，同時也是源自英國的色彩療法「Aura soma」老師努拉．卡夫特女士一起進行深度冥想。我在晨間冥想中看見我遇到了充滿愛與熱情的耶穌基督，雖然我不是基督徒，但我曾就讀基督教高中，高中時每天閱讀《聖經》、唱聖歌與禱告。十五年後，我曾在心中祈禱並強烈渴望見到耶穌的願望實現了。我在冥想中看見耶穌的臉，被祂無窮盡的大愛與熱情淹沒，因爲這份愛的存在而激動落淚，一心只想到「我的罪得到赦免」。

當時我得到的赦免和療癒，可能是多數人共同意識中亞特蘭提斯的罪孽記憶。然而，基督教裡沒有輪迴轉世的概念，也可能是《舊約聖經》中《創世紀》紀載亞當與夏娃的原罪。《新約聖經》紀載，耶穌告訴眾人：「你們的罪被赦免。」日本某間基督教學校的總幹事主張，這句話應該翻譯爲「你的罪已經被赦免了。」「人類的罪已經被赦免了。人類的本質是應該被愛著的存在。」當祂告訴我們這個觀念時，我們才能放下心中的大石並湧現感激，萌生充滿愛的心。我在冥想中遇到耶穌，心裡想著「我已經被赦免了。」，我感到安全感和愛在內心深處蔓延開來。「我是已經獲得赦免的存在。我是本質被愛著的存在。」當多數人自然而然接受這個想法時，他們的心和全世界都會變成更加和平又充滿愛的地方。

進入一個動搖文明的大動盪時代，人們能做的可能只有祈禱而已。我認為，強大的力量伴隨巨大的責任，我們只能祈禱這份力量守護愛與慈愛。當一個國家、一個地區、一個群體、一個人失去善意、愛心與同理心，就會發生諸多混亂及毀滅。也許我能做的，只有持續傳送愛之光直到最後的最後，如果有人被這道微小的愛之光療癒，也就能稍微療癒與自己相連的地球和人類。

## 從控制與從屬中解脫：埃及文明的輪迴轉世

許多投入靈性學習的人擁有埃及記憶，我療癒過的人當中，近20%的人擁有古埃及文明記憶。

德國孩子問達賴喇嘛：「達賴喇嘛會轉世成為基督徒或回教徒嗎？」達賴喇嘛在他的書中回答：「關於我的轉世，我也不知道下次會在什麼情況下出生。但有一件事可以確定，除非西藏從被控制的情況中獲得自由，否則我不會再轉世到西藏。我只記得一點點以前生活的記憶，偶爾會夢到那個時候。在很久以前法老王時代的埃及，我似乎曾坐在監獄裡。埃及是伊斯蘭教國家。考慮到這一點，不能完全排除下一次轉世到基督教或伊斯蘭教國家的可能性。②」

達賴喇嘛透過言語傳達希望西藏擺脫被「控制」的狀態，我期待透過爲每個人療癒，深切撫慰在我們每個人、相連的世界和人類歷史中反覆出現「控制即操控」的痛苦課題，讓心靈獲得自由。身爲統治者，有朝一日也會被控制。若不是今生，就會在來世體驗被控制的現象，控制是奪取對方的力量，因此控制者最終會被剝奪而一無所有。

舉例來說，拘束伴侶或親近之人的自由心靈，也與控制的課題相關。此外，對對方的強烈依賴，也會導致被對方操控。在大自然和人際關係中，相互依賴是不可或缺的，一旦失去平衡，就會形成控制和沉溺於相互依賴的關係。

和任何時代的文明一樣，埃及也有初期、全盛時期和末期，據說埃及文明初期可能是由亞特蘭提斯的倖存者創造的。亞特蘭提斯文明發展先進的科學技術，可能與外星智慧生命體有關。公元前兩千年，古埃及如何擁有建造高度超過一百三十公尺的巨型金字塔和巨型人面獅身像的高超建築技術？他們的目的是什麼？埃及文明至今仍是個謎。

前文有提到，古希臘哲學家柏拉圖在文學著作裡留下亞特蘭提斯的故事。在書中，講述亞特蘭提斯故事的是柏拉圖的外曾祖父克里底亞，他從他的祖父聽說了亞特蘭提斯的故事。克里底亞的祖父是一位智者，政治家梭倫告訴他，在前往埃及的旅途中，有一位侍奉奈特女神的祭司告訴他亞特蘭提斯的故事③，由此可見埃及文明可能與亞特蘭提斯文明密切相關。

我在冥想中看見自己擁有好幾次埃及的輪迴轉世。相傳一個人的輪迴轉世發生在快則幾年或幾十年後，所以有些人可能在同一個文明裡擁有好幾段記憶，我多次成爲埃及女性，擁有許多幸福的記憶。我記得在石樓的露臺上開心地眺望月亮和星星，那時的父親和兄弟等家人對我的愛與珍惜，讓我懷念不已。

此外也有不好的回憶，我生爲男性並參與宗教儀式時，被一位十分信賴的上司活生生困在一座像金字塔那麼大的石造建築裡。我在黑暗中持續冥想，在與源頭之光的連結裡迎接死亡。埃及是一個非常嚴酷的階級社會，上層之人擁有絕對權力，不允許下層之人像上層之人一樣與源頭之光連結。在埃及的儀式中，可以看見大量使用術式與詛咒的景象，死後儀式的咒術讓許多擁有埃及記憶的人被封印光芒。對於重要人士，會由許多祭司一起舉行嚴謹的儀式，進行封印的時候，埃及的各種動物神被用來守護他們的靈魂。我曾在視界裡看見靈魂被封閉在罐子裡，透過療癒釋放出被封閉在罐子裡的光芒，把這道光歸還給案主。我也看過有人的脖子後面有著金字塔圖案和一道鎖，我在療癒的視界裡打開那道鎖並釋放光芒，把這道光歸還給案主。

假如基於因果關係，遭到祭司強烈妒恨，被施予黑暗與魔性之類的咒術，就需要透過療癒幫助案主從黑暗中解脫，這種咒術會長期對女性帶來黑暗體驗的能量。此外，埃及時期也會對下屬女性施予跨越輪迴轉世的操控咒術，此種從屬感的能量會對這位女性的夫妻關係帶來長久的痛苦經歷。解除封印的感覺只有當事人可以體會，許多人紛紛表示「彷彿從禁閉的感覺中解脫」、「從從屬感當中解脫。」

正在學習療癒的人，請靠自己的力量消除因果關係所吸引的所有黑暗與咒術。假如被困在控制與從屬的關係裡，即使跨越輪迴轉世，依舊會反覆交替控制與被控制的立場。

## III 療癒遺傳和身體的課題

### 療癒遺傳

前文曾提過，選擇誰作爲父母，出生在哪個與遺傳課題有密切關聯的地方，都與每個人的前世因果息息相關。我在冥想中透過療癒消除的能量，就是在親子關係之中以及從祖先那裡繼承的痛苦記憶能量。儘管遺傳的痛苦記憶經過數百年漫長歲月會逐漸消退，但也會持續產生新的痛苦記憶。

舉例來說，日本有很多過度勞累卻無法休息的工作狂，許多案主的潛意識記憶經過療癒後，逐漸願意休息了。日本有句古老諺語「不勞動者不得食，意即不工作就別吃飯。」有些人意識到「不工作就活不下去，一旦停止工作就會死。」祖先的遺傳記憶深刻地烙印在潛意識裡。日本人的祖先大多是農民，古代婦女不僅要負責家務和育兒，還要從事體力勞動，一刻也無法休息。戰爭期間和戰後的日本，許多先民在被燒毀的田野中承受無盡痛苦。許多人拖著營養不良的身體從事重度勞力工作，光是活著就已費盡心力，這種記憶殘存在日本人的DNA裡。

此外，在台灣經歷過戰爭的祖先、移民時期移居到新加坡的祖先、世界各國的祖先們都經歷過非常困苦的時期，從事重度勞力的艱辛工作，因此後代子孫的DNA可能也擁有這些記憶。我從療癒經驗裡感知到哪些基因最常被遺傳，以及這個人選擇前世的因果關係。即使在現今日本這樣和平又便利的時代，但隨著工作或育兒的龐大壓力造成越來越沉重的負擔，身體和心靈不自覺進入緊急情況，喚醒祖先經歷艱苦歲月的感覺。我在療癒的冥想中發現，身心負擔越重，「不工作就活不下去，就會死」的感覺越強烈，因此逼迫自己繼續工作，身心狀態卻每況愈下，不知不覺陷入自己創造的惡性循環。

儘管根據我們出生的國家和祖先的經歷都不一樣，但我在深度療癒和冥想中，盡可能消除從根源造成反覆痛苦的要素和特質，療癒再三激發業力的強大遺傳基因記憶。由於一切事物都會交互作用，因此痛苦的現象並非在某個時間點單獨存在，而是與前世和因果的遺傳基因、童年經歷的現象能量有關。

**【療癒遺傳基因的要點】**

1. 遺傳基因在生活中非常密集地反覆發生，自己卻很難察覺這種現象，源頭和案主的潛意識會告訴療癒師需要療癒哪些部分。
2. 療癒遺傳基因時，若祖先留下非常深刻的回憶，將反映在痛苦的感覺和無意識重複的現象，因此必須消除祖先留下的強烈回憶與情緒。
3. 祖先可能在古時候被詛咒了，請同時消除黑暗與魔性特質的能量。不要在視界裡帶入過多戲劇性的激動表現，而要淡然地看待它，在時間許可的情況下，盡力大幅消除老舊能量。

4. 遺傳記憶通常從脊椎上方被抽除。請念誦眞言，單純地去感受老舊沉重且尚未被削除的能量逐漸流洩出來。深呼吸有助於釋放這些能量，療癒師有意識地進行呼吸，便能加快消除能量的速度。

## 想像力的療癒力

療癒師在療癒時，手心會釋放大量的療癒能量，把手放在疼痛或想要療癒的部位，將產生顯著效果。療癒師可以從醫學書籍和可靠的網站獲取醫學資訊，了解每種疾病的原因。比如，得知高血壓的成因是動脈硬化和膽固醇數據上升，進行療癒時便可具體想著「療癒動脈硬化、療癒降低膽固醇數據」，在視界中看見全身血管變軟，血液中的膽固醇減少。假如知道疾病的原因和器官的位置，就能懷著更明確的念頭去深化療癒，知識和明確的念頭對療癒的幫助很大。

想像力亦非常有益於療癒，即使案主不曾接受療癒的點化，清晰的想像畫面也能反映在良好的結果上。例如，想像傷口快速癒合的畫面、想像特定病毒消失的畫面、想像癌細胞變小的畫面、想像自己變得更健康更美好的畫面，都能帶來很棒的恢復成效。

根據《聲音療法的威力》作者醫學博士米契・蓋諾的說法，想像畫面具有增強免疫力的作用。這本書還介紹了臨床心理學家兼音樂治療師馬克・來德（Mark Rider）的實驗數據，音樂與想像畫面結合，可以提升抵抗疾病的免疫細胞水平。此外，具體想像特定種類的細胞或抵抗疾病的白血球搭配音樂的畫面，會產生令人驚奇的結果——只有想像中的特定血球出現明顯數據變化，顯示想像力確實能提升音樂療法的成效，而想像力具有強化檢疫的作用。水晶缽的樂音能將腦波轉換成 $\alpha$ 波和 $\theta$ 波，具有進入深層潛意識的力量，這是因爲水晶缽的樂音與宇宙的原始聲音和宇宙的本質極爲相似。

正如前文提過的，美國太空總署工作人員在外太空用航海家一號和二號錄製天王星的星環發出的聲音，和頌缽的聲音一樣；木星的聲音和海豚等自然界的聲音相同。水晶缽的聲音具有超高頻率，讓人聽了彷彿身處大自然之中，自然而然提升人類原本的力量，具有促進身心健康與平靜的力量。此外，定期將腦波轉變爲 $\alpha$ 波和 $\theta$ 波能顯著提升T細胞的數量，這是阻止愛滋病進展至末期能力的重要指標。

療癒身體時，一邊想像，一邊聆聽類似原始宇宙的聲音（水晶缽或頌缽），釋放儲存在深層潛意識中的情緒和記憶，打開心扉，並定期將腦波轉換成α波和θ波，這麼做能爲療癒身體帶來極大成效。當我療癒案主的身體時，例如療癒癌症患者或病情程度不一的人，我經常看見大量光芒進入位於心臟周圍、胸骨下方和心臟上方等淋巴器官的「胸腺」。胸腺是製造T細胞的地方，T細胞是免疫系統的重要細胞，負責發現並清除感染病毒的細胞。向愛之光的源頭傳達想要療癒身體的念頭，就會看見充沛的光芒進入胸腺周圍。根據二〇二〇年七月十三日日本新聞周刊（Newsweek）網站報導，科學家們正在研究T細胞的免疫系統功能，以保護人類免受新冠病毒威脅，輕症或無症狀者可能透過T細胞的反應清除病毒感染。

＊療癒效果存在個體差異，療癒不是醫療行爲，也不是診斷或治療疾病的行爲。療癒的作用是輔助我們朝更健康的方向發展，調理疾病末期的能量平衡，促進病後的恢復，讓整體身心獲得放鬆與療癒的手段。

## 成功療癒、尚未被療癒、沒有改變等情況

多數時候，我或多或少能感受到施行療癒後的正向情緒與結果，我也觀察過案主沒有被療癒時的情況。首先療癒師會發現，自己被療癒的經歷越深刻，爲他人療癒的成效就越深越快。其次，我自己的深層人生課題尚未被消除及療癒時，即便當時的我已經盡力了，療癒效果依舊比現在更淺薄。此外，療癒師雖然是施行療癒的人，但這份療癒其實是來自宇宙源頭的愛之光。

療癒師長期持續療癒與冥想，首先必須具有自我反省的自覺，客觀看待自己所處的世界，並眞誠地看待自己、他人和各種現象的本質。每個人察覺到的感受都不同，療癒進行不順利時，可能是案主的身體非常緊繃，遇到這種情況，只要案主多接受幾次療癒，就會逐漸舒緩緊張感，更容易釋放能量。

涉及到深層課題時，諸多能量在多個維度上彼此關聯，尚未消除的能量糾結在一起。若想進行深層療癒，就需要足夠的時間，每個人需要的時間長短和療癒次數都不一樣。案主想堅定面對問題的時候，請讓他自行決定能盡力配合多少時間，比如參加幾次療癒或幾天課

程，最好有足夠時間面對自己最深層的部分。

此外，當案主並非主動，而是聽了他人的話才被動來接受療癒時，我覺得很難消除案主的能量。最重要的是，由自己作主接受療癒，自己決定人生之道。有些人接受療癒後，有一段時間感覺狀況不錯，隨後舊情緒再度捲土重來。儘管如此，我認爲這代表情況正在逐漸改善中，只要眞心想改善現況，記憶造成的現象自然會逐漸消失。深層療癒發揮作用時，正是案主發自內心渴望解決自身課題的時候。

此外，我認爲療癒無法改變與壽命相關的事。案主的業力在漫長的輪迴轉世中根深柢固，無法只靠一次療癒就讓本質產生改變。這是因爲即使在今生，也會不自覺重複對自己和他人做出相同的事。爲了消除根深柢固的業力，必須在日常生活中實際觀察自己的同時，對自己和他人做出良善的行爲。對自己和他人抱持深厚的慈愛之心，才能盡早消除業力。

把過往和前世所作所爲的負面基本粒子歸零，甚至主動把它們轉變爲正向基本粒子，就能有效地把不喜歡的負面現象扭轉爲正面現象。療癒是爲了讓心靈獲得平靜，倘若內心不平靜，就會在不知不覺中做出不良行爲，造成各種艱難的現象。良好行爲成爲一種習慣時，便能早日從不斷重演的困境中解脫出來。

如果對療癒抱持強烈懷疑，很難化解問題根源，強烈懷疑的態度不允許自己得到療癒，進而停止自我療癒。自己的意志，包括潛意識的無意識意志，決定自己能否得到療癒。療癒是對自己內在的神聖光芒，以及對源頭、偉大的存在和天神的信任而自然發生的，也可以稱之爲「信仰心」。擁有這顆信任的心，療癒就會因應而生。

人們深受生活與職場等環境的影響，身處在一舉一動都受人指示的環境裡，例如周圍充滿無形壓力和干涉的環境，即使透過療癒改變情緒和想法，只要還待在同樣的環境裡，想法和行爲便難以產生變動，依舊用原本的方式過活。爲了讓受傷的心靈得到深層療癒，並且靠自己的力量邁向創造新未來，我們需要一個心靈自由、心靈穩定的環境。同時，當一個人選擇從根本開始進行深層療癒的道路，自然會把周遭環境轉變爲一個更自由、更穩定、更良好的環境。

即使我用愛之光提供改變的契機，但要用什麼態度去接納療癒，以及如何度過往後的人生，仍由案主自行決定。身爲療癒師，我非常重視並尊重案主的自由意志。我非常認同達賴喇嘛說的話「能拯救自己的，唯有自己。」我認爲，拯救自己的心，近似於用愛拯救地球。

## 靈性願望的實現與內心的幸福

療癒後的效果因人而異，有些人告訴我，他們的希望和願望在幾天、幾周、幾個月後實現了。有時我自己也很驚訝，但我不認爲這是魔法，我認爲希望和願望之所以能夠實現，與現實、物理學和腦波有關。整體而言，是因果法則的影響。

在療癒過程中，案主躺下來聆聽水晶缽的樂音，療癒潛意識中各種痛苦與艱難的記憶，改變能量，進而扭轉往後的人生現象。最後，療癒結束之前，請案主在深度冥想的狀態下，在自己的光環中描繪願望。在探討願望實現之前，我首先想和讀者們一起思考何謂本質的「幸福」，這也是爲了瞭解自己內心的願望。

我希望您思考何謂「自己的幸福」，並自行追尋答案，而不是別人口中的幸福。我覺得每個人的「幸福」都非常重要，有些人喝了一杯奶茶就感到幸福洋溢，即使沒有車，房子很小，依舊覺得舒適又滿足；有些人賺的錢比別人多，坐擁普通人買不起的名車和豪宅，卻從來不曾體驗過喝奶茶的幸福感，心中充滿孤獨與寂寞，總有一種缺漏的感覺。

「幸福」從何而來？外在物質的幸福就等於幸福嗎？不一定吧！也不是說外在的幸福就

不是幸福，有些人喝了奶茶感到幸福，這杯奶茶就是外在物質。我想透過這個「幸福」從何而來的問題，介紹我們人類歷史的發展過程。

根據《阿卡西記錄》，推測我們人類已經在二元對立中存活一萬三千年。二元對立時代具有金字塔式階級社會的悠久歷史，例如：上對下、掌權者對從屬者、自己對對方。上層之人讓下層之人成爲自己的從屬，儘管有一部分會殘留下來，但我覺得隨著成熟的靈性流動，逐漸變化的流動正在到來。金字塔式的世界裡，我們雖然依附上層之人的權力，但我們正走向權力消亡的時代。既然如此，「我應該依靠誰？」二元對立的上下依存和相互依賴關係，正逐漸轉變爲相互依存的合作關係，雙方越來越平等。

以往，周遭的人、媒體和社會風氣認爲：「這樣好幸福喔！這就是成功人士！」我覺得隨著時間流逝，「這樣就很怎樣」的舊習俗、舊觀念和社會風氣正在逐漸瓦解。即使拚命追求世俗眼光所認爲的「這就是幸福」，可能也無法滿足您內心的「幸福」。即便高聲吶喊「這就是成功人士！」我仍感到「眞的是這樣嗎？成爲掌權者或成功人士的觀念，眞的有必要嗎？」的趨勢正在逐漸擴大。

我猜想，新時代的趨勢會逐漸從歷時悠久的二元對立進入「合而爲一的統一性新時代。」考慮到我們人類將隨著時間推移走向統一的時代，從過去的上下關係進展到坦蕩的平等時代。全體人類融爲一體，你和我沒有區別——我認爲我們將朝著這種方向發展。現在正處於轉變期，這是一個舊觀念已被打破，萬物動盪的時代。假如您的內心仍舊緊抓著外在事物、舊觀念、舊習俗和世俗形式，內心的時代與大趨勢相悖逆，很可能增添恐懼與焦慮，甚至迷失自我。

## 靈性願望的實現與冥想法

正如我之前提到的，願望的實現是現實中的物理學，一部分牽涉到腦波的腦科學，整體而言，可能受到因果法則的影響。強調這一點或許讓有些人以爲「不能輕易許願。」然而，與其因爲不明白自己內心的渴望，感到願望與現實之間產生落差而煩惱不已，甚至願望實現後，卻感受不到內心的幸福，倒不如認清內心的渴望，明確定出自己的願望來得更好。

日本人喜歡在神社許願（祈禱）。把這件事當成淨化心靈的儀式，前往位於大自然中的神社，讓我覺得非常踏實滿足。但我也認爲，只依靠祈禱和情境冥想法來創造未來是很不切實際的。願望能否實現，關乎自己是否努力去滿足能量的質與量，過往與前世的連續因果左右了願望的結果，這個願望能否實現，與它是否爲衷心的願望有關。衷心的願望指的是您足夠喜歡它而願意持續努力，無論清醒或睡覺都隨時想去做。宇宙和嚮導都希望您去做眞正喜愛的事，我認爲這樣的願望就是您的天命。

二〇〇九年，我參加印度阿南達．吉里先生來日本舉行的演講。阿南達．吉里是印度古代能量轉移戒律的世界知名頂級導師，他曾在演講說：「讓孩子做他們喜歡做的事。」我非常認同這句話。義大利女醫師瑪麗亞．蒙特梭利在一百年前提出一種兒童教育方式，我對這種蒙特梭利教育深感興趣，曾參觀過亞洲蒙特梭利教育先驅的教育機構。我從兒子兩歲起，就送他到當時我們居住地的蒙特梭利教育機構就讀好幾年。美國前總統巴拉克．歐巴馬、谷歌創辦人賴利．佩吉、比爾．蓋茲、臉書創辦人馬克．祖克伯等人都接受過蒙特梭利教育。將棋在日本蔚爲風行，十七歲的天才將棋手藤井聰太也接受過蒙特梭利教育，引發日本對這種教育方式的關注。在蒙特梭利教育裡，孩子可以從許多種類的教具當中自行挑選，對自己喜歡的事物充滿熱情，靠著自己的興致花費好幾天盡力去完成一項工作。

孩子們全神貫注於熱愛的事物，這樣能增強自我成長的能力，並培育內在自我成長的力量。這種教育法與父母和老師要求孩子這樣做、不能那樣做的教育方式截然不同。蒙特梭利教育認爲，孩子們已是足以令人信任的存在，在合適的環境下，他們可以自我教育、自我規範，選擇自己熱衷的事物並盡力去完善它。雖然我只讓兒子接受過幾年蒙特梭利教育，如今他面對喜歡的事物時，總能像忘記時間一般沉浸其中三、四個小時都不嫌累。我希望兒子和我遇到的每個人都能找到自己喜歡的事物，並且樂在其中。

儘管出生在自由國度，擁有眾多選擇，但強迫自己做不喜歡的事，就會自我傷害。假如做了不熱愛、不喜歡的事情而讓自己痛苦不堪，可能代表您還沒發現自己與生俱來的特質，或尚未喚醒沉睡中的天賦，萬一長大成人卻依舊想不出自己喜歡的事物，該怎麼辦？

三十歲那年，我下定決心做我真正喜歡的事。我想起童年回憶。小學時，我幫媽媽揉肩膀，聽到媽媽說：「你幫我揉肩膀，真的讓我覺得好多了。」年幼的我感到彷彿全身充盈著光芒般的溫暖幸福。我感性地記得療癒親人的喜悅。我在三十歲時意識到，「我想做的是療癒人們。」我想我的天賦蘊藏在幸福的記憶之中，內心的熱情來自於心靈，做自己熱愛的事就能催生出這份熱情。

現代人的壽命比以往長得多。例如，日本人的壽命據說是一百歲，實在變得很長，我們有更多時間讓生活更加成熟，去完成讓自己和他人幸福快樂的道路。我認爲，倘若被眼前的物質優劣等膚淺的表面所迷惑，心靈便陷入桎梏，往後的漫長人生將變得索然無味。我想告訴大家，從物理學的觀點來看，一切事物在現象化之前，早已在潛意識時期就透過相互作用而產生了。即使是無意識的，潛意識中強烈的想法和決定很可能在後來成爲現實。因此在療癒過程中，我盡力消除阻礙內心願望實現的思維，以及在不知不覺中製造人生困境的潛意識能量。

θ腦波具有諸多功效，好處多多，據說把腦波轉換成θ波，實現率會提升至80%（源自希塔療癒的理論）。另外，由於右腦占主導地位，對於我們每天只用左腦的人來說，讓右腦占據主導地位能夠非常有效地緩解緊張、減少負面判斷。一項實驗結果顯示，大腦產生θ波會激發免疫細胞，有益健康。我進行療癒時發現，緊張會阻礙能量流動，緩解緊張便能更快療癒潛意識，更容易在未來獲得好的結果。

傳言在紙上寫下願望清單，就能促使它們實現。某間大學曾做過實驗，比較把願望清單寫在紙上和沒有寫出來的受試者，看哪一組的實現率更高，結果顯示，寫出願望清單之人的實現率明顯更高。一位美國教練曾說，把用照片和剪報拼貼出未來景象的願景板掛在房間的顯眼之處，就能實現許多目標。日常生活中看著願景板想像未來，長久下來越來越擅長描繪未來，就能促進實現願望。我實際嘗試過拼貼願景板，雖然我的願望實現了，但過程中我曾徹底更改願望，而且當時的我也不知道未來的人生將遭遇什麼事。我認爲，即使做了願景板或願望清單，也需要適時更新。

從我的角度來看，要實現願望，內心的力量和行動的種子都有很強的影響力。內心的力量是感受到對自己喜愛事物的熱情，幸福感從內心油然而生，是一股相信自己的力量。內心湧現的力量本身就是一種快樂，讓自己沉浸其中不斷努力，根本沒空去猶豫、受苦或懷疑自己。

爲了充分發揮內在力量，我希望您把下列觀點融入思維以實現願望。

- 這個願望是否爲自己的愛好？能感受到熱情嗎？有無興奮的感覺？
- 這個願望是否滿足您內心的幸福？

接下來，爲了維持良好的結果——

- 這個願望的內心動機是什麼？

• 許多情況下，最終結果與一開始內心的動機息息相關。這份內心的動機能否讓您與周遭之人感到幸福？

最後，來談談種子。種子是過往與前世的行爲舉止，除了伴隨不斷累積努力的質與量以外，很大一部分是基於因果業力法則。無論在過往或前世，我覺得我得到的東西很可能是之前已經給出去的。比方說，有一位物質和心靈都很充足的幸福人士，我一看見他就覺得這是一位很棒的人。我相信這個人一定沉浸在熱情與良善當中埋頭努力，在過往與前世都熱心助人，幫助他人變得富足和幸福。

但不該爲了助人而讓自己背負沉重負擔而苦不堪言，而是懷著一顆良善之心，長期培養自己在能力範圍內對他人伸出援手的習慣。助人要持之以恆，才能爲往後的人生帶來堅實的果實。

**【實現願望的冥想法】**

聆聽能讓腦波轉變爲θ波的水晶缽音樂CD。請一邊播放水晶缽音樂，一邊持續深呼吸進行冥想。當您極度放鬆，大腦、身體和呼吸趨緩時，請想像以下情景：

閉上眼睛，呼吸放鬆，聆聽水晶缽音樂。開始想像，腹部有一個吸引願望的馬達，馬達開始運轉，光環周圍出現小型颱風，能量在光環中宛如小型颱風般流動，吸引充滿希望的未來。接下來，想像在自己的光環上寫下幸福的願望，請用心去感受幸福的興奮感，以及發自內心的熱情。

若您願意，可以在冥想之後，把雜誌照片和網路照片剪下拼貼，做成願景板掛在房間裡。願望實現後，請感謝宇宙和相關人士，再製作新的願景板。寫下願望清單和製作願景板，哪一種的效果更好？更容易讓您的願望實現？不妨兩種方法都試試看。

我認爲，只要是打從心底冀希的願望，無論哪種方法都會有效。

## 給希望成為療癒師之人的建議

請多多累積療癒的經驗，經驗非常重要。累積十次、一百次、一千次、一萬次，經驗越深厚，療癒過程的品質和完成度越高。不要遲疑練習，邀請周遭的家人和朋友接受您的療癒。

一開始，請抱持無償服務的心態，不收費也無所謂，讓案主請您喝杯茶就夠了。懷著無償的慈愛，全心全意爲長者和癌症患者進行療癒，即使不收費，也能收獲很棒的經驗。希望對方獲得幸福，單純地想爲對方減輕痛苦的心情，累積這方面的經驗才是最重要的。當您感到自在時，再收取適當費用即可。

假如心中欠缺善良與慈愛，療癒就沒有意義與成效。雖然每個人難免有內心緊繃的時刻，但在療癒過程中，請療癒師用愛把自己奉獻給案主。我至今認識了許多國內外的靈性導師，並向他們學習。其中有些人是世界聞名的導師，有些則沒沒無聞，而有些人即便不出名，也能傳達出深刻且觸動人心的話語。

有些導師，例如達賴喇嘛，只要和他待在同一個空間裡，就能感覺自己的心靈得到洗滌，渾身充滿能量。相反地，也有宛如反面教材的導師，讓我暗自決定「我絕對不會這樣對待我的學生！」。我認爲，我能夠和這些導師相遇，與前世的因果有關。後來，世界聞名的導師和令人折服的導師，爲我的人生開啓一幅廣大的地圖，這份地圖是一大片亮光與智慧，也是一種學習，幫助我在迷茫時自行探詢答案。另一方面，反面教材的導師其實是個契機，讓我了解自己尚未被療癒的思維，以及無法化解的前世因果。老實說，當時是個很差的經歷，但現在我明白這是必要的學習過程，因而心懷感激。

除了導師們，我也從案主、家人、朋友學習許多。我很感謝每一位讓我經歷困難的人，他們都是讓我知道療癒尚未奏效的導師。我並不完美，說不定我也是能讓他人學習的反面教材呢！有時我覺得我兒子和孩子們就像我的導師，從這層意義來看，每個人都能成爲人生導師。

我希望您以一種平衡的形式去認識多位靈性導師，以便從不同角度看待事物。重要的是，無論您向多位導師，或只有一位導師學習，都要親自實踐和確認。自己去追尋答案，不要全盤接收導師的話，要親自去體驗及驗證。希望您用自己的方式實踐靈性學習，分享自己信服的事物，以及如何讓自己與他人獲得幸福的方法。我十分認同第十四世達賴喇嘛的開示其中一句話：「請您親自驗證我的教誨。若您感到疑惑，或有覺得不對之處，不必遵循我說的話。請不要一開始就盲目相信我的想法，請您親自解析並分辨我的想法是否正確。④」

（施行療癒前）

- 療癒不是醫療行爲，不可向案主宣稱爲其治療疾病。我們不是醫師，不可提供任何關於服藥的建議。若案主感到身體不適，請務必勸說案主不要硬撐，應該到醫院接受檢查與治療。

- 請案主自行負責療癒的結果。儘管用無條件之愛施行療癒並無副作用，但我們無法保證療癒後的結果。若有必要，在開始療癒前，請案主同意自行負責療癒的結果。
- 進行療癒和身體療程時需要適當的肢體接觸，請在開始療癒前詢問案主，例如：是否可以輕輕觸摸您的手、頭和身體？溫柔的碰觸能夠帶給案主安全感。

（療癒結束後）

- 鼓勵案主進行正念冥想，讓身心平靜一段時間。我將在第五章詳細說明。
- 請案主在日常生活中觀察呼吸、感受自己的身體，撥出一段時間進行冥想，認清事物的本質，藉由自我觀察，讓內心平靜下來。冥想對身心有益，可以喚醒內在的療癒師。
- 療癒結束後，若當場很自然地感覺想用愛與光擁抱對方，可以詢問案主是否能擁抱。若案主同意，請給他一個充滿愛、感謝與祝福的溫柔幸福擁抱。

〈建議做法〉

- 請以愛、感謝與無償的慈愛爲基礎，多多累積療癒經驗。
- 您的內心充滿慈愛時，請養成捐贈一部分收入（例如5％～10％）的習慣。把無償的慈愛融入花錢的方式裡，就能消除生活中由金錢衍生的痛苦。
- 請懷著加深療癒過程的念頭，把愛之光傳送至當下的時間及空間裡。有意識地把愛之光傳送至特定的時間、空間與人，療癒過程會更輕鬆。

〈免責聲明〉

療癒不是醫療行爲，無法進行疾病的診斷與治療。若您生病了，請至醫療機構尋求醫師的評估判斷。療癒的作用是幫助加強自身免疫力，僅能對沒有生病的人或病後康復者提供輔助作用。它是一種發展靈性、開發天賦與心靈力量的自我啓發學習。

參加療癒課程的人需自行承擔學習與實踐的責任，隨後接受療癒服務的案主也必須自行承擔療癒的後果。對於傳遞學習的療癒師與案主之間的師生糾紛，本人概不負責。

註釋：

①摘自維基百科。

②摘自《達賴喇嘛與孩子們的對談》。

③摘自維基百科。

④摘自第十四世達賴喇嘛《致受傷的日本人》（譯注：本書無中文版）。

# 4

# 如何提升
# 無條件之愛與慈愛

## 提升無條件之愛的振動

該怎麼做，才能提升人們無條件之愛的振動呢？爲了找出答案，我測量了念誦「唵」等眞言的前後振動，閱讀本書《愛的光源療癒》的前後振動，以及療癒能量的前後振動。測試無條件之愛項目的同時，也測試了人的免疫力振動是否有所提升。

人的振動數據不僅可以從頭髮和指甲測量，也能透過照片測量。當我得知只需要照片就能了解一個人的振動數據時，我感覺現今劇烈振動的地球上，不僅現象化的速度很快，藉由數據化來分析實驗結果及其意義的技術亦不斷進步，是無法隱藏任何現象的透明時代。

念誦是吟唱帶有旋律的樂曲，我測試的項目包括：花費約兩分鐘念誦被稱爲宇宙原始聲音的「唵」，用印度梵語念誦三次意味著與宇宙源頭相連的《吠陀經眞言》。在測驗前後拍照，用以測量無條件之愛與免疫力這兩個項目。

實驗結果的數據爲：在無條件之愛的振動項目裡，念誦前爲 S+48.9，念誦兩分鐘「唵」與梵語眞言後的數據爲 S+64.9，上升了 1.32 倍。免疫力項目的振動數據，念誦前爲 +23，念誦後爲 +44，上升了 1.91 倍。事實證明，即使只有短暫的兩分鐘，念誦眞言也能提高振動。

# 念誦、閱讀、療癒前後的振動變化

## 【誦讀前後】

幸福・愛

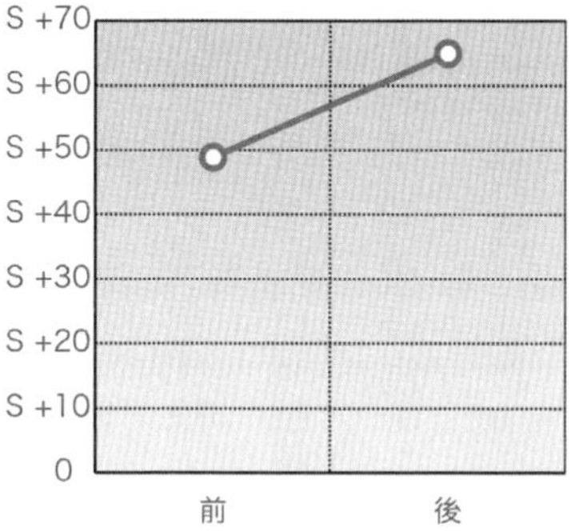


恆常性維持力・免疫力

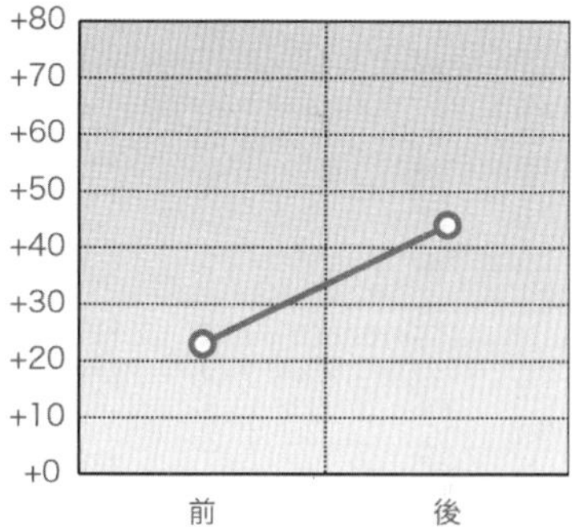


## 【閱讀前後】

—測試對象A—

幸福・愛

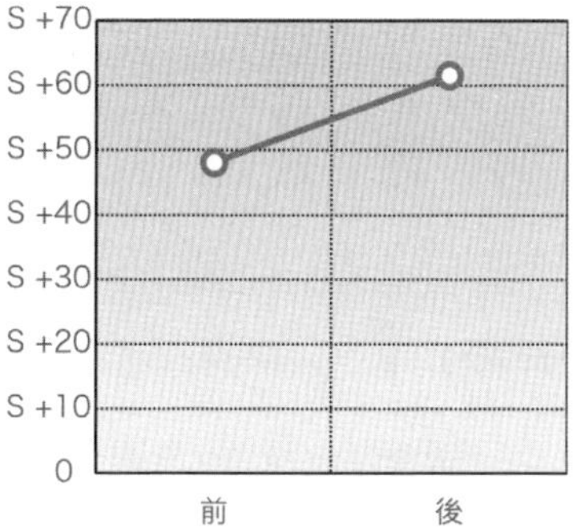


恆常性維持力・免疫力

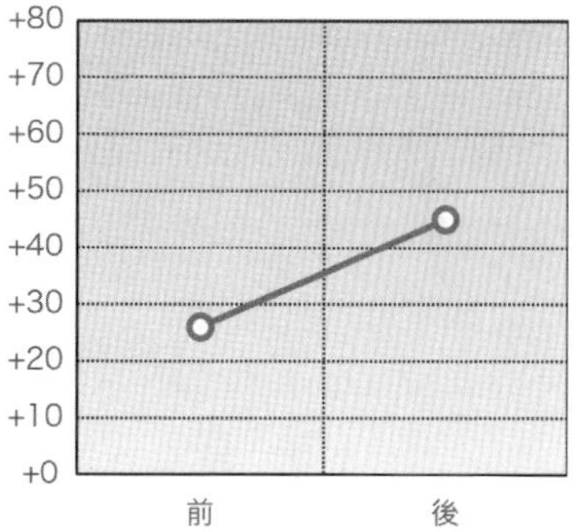


—測試對象B—

幸福・愛

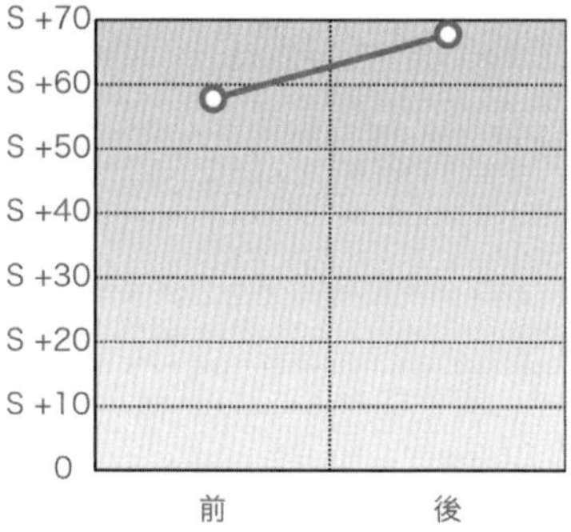


恆常性維持力・免疫力

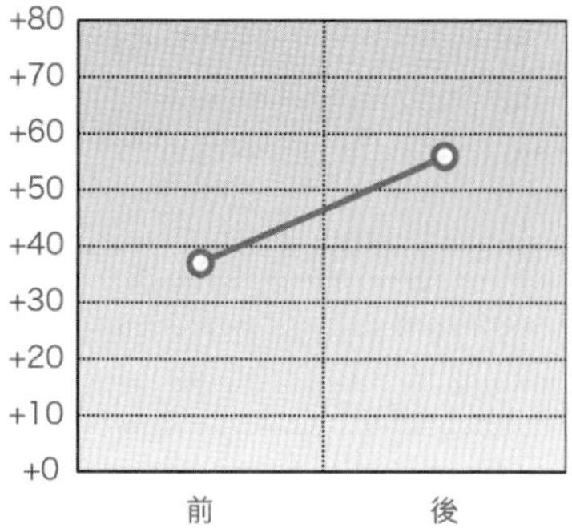

此外，我請這兩位受試者閱讀本書《愛的光源療癒》三十頁（約五至十分鐘），測量閱讀前後的無條件之愛與免疫力項目的振動。

受試者A在閱讀前的無條件之愛的振動數據爲S+48.1，閱讀後爲S+61.5，提升了1.27倍。免疫力項目數據在閱讀前爲+26，閱讀後爲+45，免疫項目提升了1.73倍。受試者B在閱讀前的無條件之愛的振動數據爲S+57.8，閱讀後爲S+67.8，提升了1.17倍。免疫力項目數據在閱讀前爲+37，閱讀後爲+56，提升了1.51倍。

將腦波轉換爲θ波的冥想與水晶缽的聲音能使右腦佔據主導地位，令人放鬆並產生豐富的情緒。由於閱讀時使用左腦，負責思考與邏輯推理，我原本以爲閱讀不會讓無條件之愛的振動上升太多，但

【療癒前後（30分鐘）】

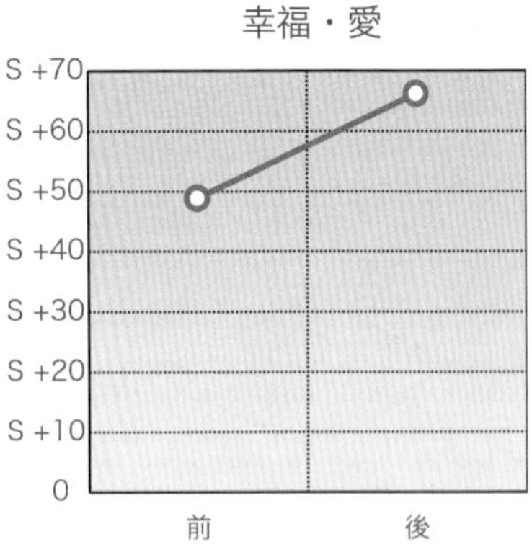


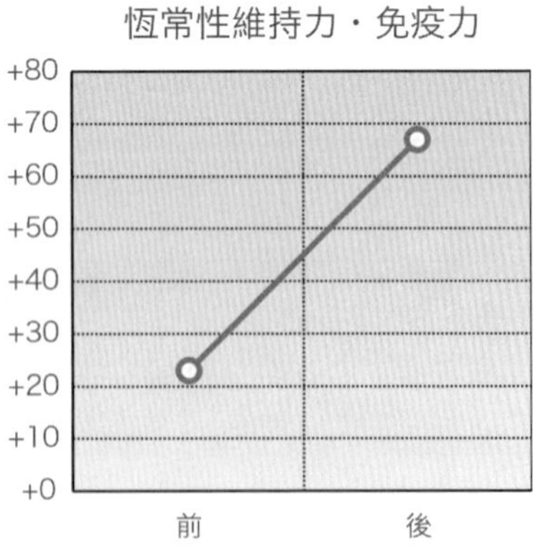

本書《愛的光源療癒》讓A、B兩位受試者的無條件之愛與免疫力項目的振動都大幅提升。

我讓一位受試者接受三十分鐘療癒，測量療癒前後的振動數據。療癒前無條件之愛的振動數據爲S+48.9，療癒後爲S+66.2，提升了1.35倍。療癒前免疫力項目的振動數據爲+23，療癒後爲+67，提升了2.91倍。（由於原本的數值很大，因此添加S以補充數值。）

一切事物都在基本粒子的水平上振動與相互作用，無論是有形或無形的事物，無條件之愛的高度振動，都具有把低度振動往良好方向提升的作用。除了聆聽水晶缽的聲音，念誦眞言、閱讀能提升愛的振動的書籍、接受療癒，都能讓人的振動往良好的方向提升。

Aquatack研究室的片岡章老師測量人類的情感與振動已超過二十年，下頁的圖是他對人類情感與精神的觀察。圖表顯示，振動的數據越高，並且兼具靈活的思維與邏輯性等智慧，就能宏觀又冷靜地看待事物。也有一種說法，即使振動劇烈，也不代表其人格一定高尚良善。倘若愛的振動較高，又具備有條理的思維和顧及他人的洞察力等智慧，對整個社會都有益處。我認爲在未來邁向精神世界與現實社會融爲一體的時代裡，「愛與智慧」兩方面的成熟是不可或缺的特質。

爲這本書爭取出版機會、我非常尊敬的台灣人Jeffery（左智仁先生），教導我們「慈愛

# 人（狗、貓、鳥）的波動值

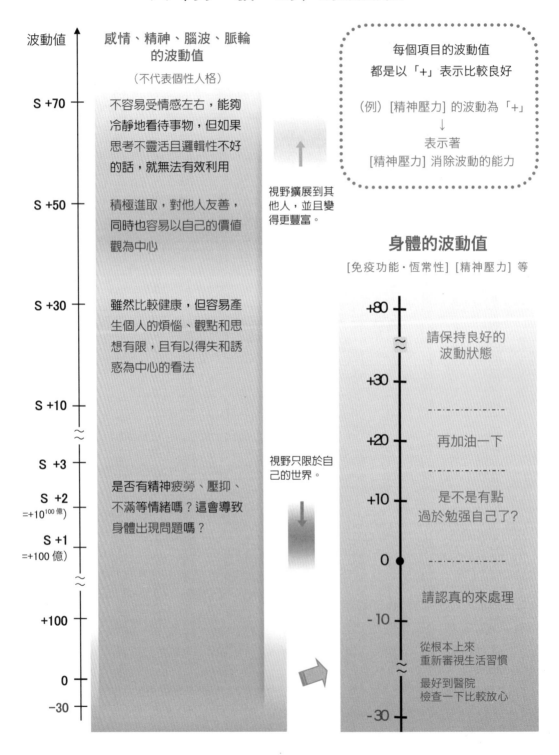

波動值

感情、精神、腦波、脈輪
的波動值

（不代表個性人格）

S +70

不容易受情感左右，能夠冷靜地看待事物，但如果思考不靈活且邏輯性不好的話，就無法有效利用

S +50

積極進取，對他人友善，同時也容易以自己的價值觀為中心

S +30

雖然比較健康，但容易產生個人的煩惱、觀點和思想有限，且有以得失和誘惑為中心的看法

S +10

≈

S +3

S +2
(=$+10^{100}$ 億)

是否有精神疲勞、壓抑、不滿等情緒嗎？這會導致身體出現問題嗎？

S +1
(=+100 億)

≈

+100

0

−30

視野擴展到其他人，並且變得更豐富。

視野只限於自己的世界。

每個項目的波動值
都是以「+」表示比較良好

（例）[精神壓力] 的波動為「+」
↓
表示著
[精神壓力] 消除波動的能力

## 身體的波動值

[免疫功能・恆常性] [精神壓力] 等

+80

≈

請保持良好的
波動狀態

+30

+20

再加油一下

+10

是不是有點
過於勉強自己了?

0

請認真的來處理

-10

從根本上來
重新審視生活習慣

≈

最好到醫院
檢查一下比較放心

-30

與智慧」兩方面的重要性。第十四世達賴喇嘛也表達過「慈愛與智慧」兩方面的重要性，他告訴眾人「重要的是，慈善先行，然後才是智慧。慈愛創造了積極正向的存在方式。」

母親或照顧者首先要從眾多愛的經驗中學習，才能把嬰兒抱在懷裡並為他事事著想。先用愛養育寶寶，後來再為他培育智慧。從這個過程可看出，人的成長是以愛為優先，隨後才在愛當中培育智慧。「慈愛與智慧」這兩方面都需要花費大量時間，一點一滴慢慢培育，才能為每個人帶來幸福。

無論是眞言或是書籍，無條件之愛的振動越強烈，越能促進人類情感與精神的和諧，使視野更廣闊宏觀。不僅讓我們朝良好的方向發展，也能提升身體免疫力的振動數據。同時，加強無條件之愛的振動，也與促進健康、愛與身體健康息息相關。

## 曼怛羅（眞言/咒語）的力量

曼怛羅在古印度語梵語中的意思是「眞言」，由於佛教起源於印度，許多眞言都是梵文。《心經》原本是梵文，被翻譯成藏文和古漢文，中文版本又被翻譯為多種語言。在日本，從中文翻譯成日文的版本廣為流傳。

梵語是一種古老的印度語言，現今在印度的某些地區仍被用作少數民族語言。美國科學雜誌《Scientific American》在官方網站的部落格發表一篇西班牙語認知語言研究報告，指出梵語具有增加大腦灰質10％的效果①。灰質是大腦表面的大腦皮層的一部分，是人類的思維中樞。它也是人類感知、自主運動（基於個人意志或意圖的運動）、思維、推理、記憶等人類生存所必需的高等功能控制塔。語言的力量似乎具有改變大腦結構、使人增進智慧的效果。

我曾在育兒的章節中提過，不當的養育方式（虐待），包括父母和監護人的言語暴力、讓孩子目睹夫妻吵架，都會傷害孩子的大腦，損害大腦的灰質部位。已有研究發現，尤其是言語暴力，比身體暴力對大腦的傷害更大②。

我希望藉由念誦梵語眞言，幫助人們修復小時候受傷的大腦。照顧童年時期受傷的大腦，也就是受傷的心靈，雖說越年輕恢復得越快，但成年人也能修復受傷的大腦。研究結果顯示，一個人喜愛的歌曲能夠修復因腦梗塞等病症而受損的大腦。念誦梵語眞言、哼唱喜愛的歌曲，都可能具有療癒大腦和心靈的效果。

此外，《聲音療法的威力》米契．蓋諾醫師爲癌症患者提供水晶缽和頌缽的聲音療癒。

即使不演奏這些樂器，用音調來哼唱一些簡單的詞，比如om（唵）和ram，發出自己的聲音小聲地哼唱，能有效幫助患者釋放壓抑了幾十年的情緒，帶來許多不錯的效果。

接下來介紹一些真言，希望能幫助您找到喜歡的真言。

*「Om」唵

據說是代表宇宙基本原理的神聖之音。能夠和構成宇宙的無限流動連結，是最強大的語言，傳聞它強大到僅靠語言的力量就能達到開悟的真言。

*「Om・Mani・Padme・Hum」

由達賴喇嘛傳誦，在藏傳佛教裡經常被念誦的真言。是慈悲的化身・觀世音菩薩的真言。

當我想調整自己的心態，保持正確的思維和善良之心時，就會在心裡重複「Om・Mani・Padme・Hum」。念誦這句真言，就能感受到心臟脈輪中不必要的能量被淨化了。

*「Gate Gate Paragate Parasamgate Bodhi Svaha」「揭諦 揭諦 波羅揭諦 波羅僧揭諦 菩

提娑婆訶」

去吧！去吧！釋放你的心，讓我們一起去。歡迎來到開悟的世界！③

它是古梵文的《心經》眞言。還有一種觀點，強調念誦眞言的效果，而不翻譯字句的意思。

我長期爲案主進行療癒，有時會自然而然在心裡念誦眞言，我在視界裡看見脊椎周圍散發出許多能量，被案主的諸多思考框架桎梏的能量正漸漸消除。我認爲，去除各種思考框架之後就是「空」的概念。我稍微縮小口型，「呼——」有意識地反覆深呼吸，呼吸通常有助於釋放舊能量。一邊在心裡念誦眞言，一邊爲自己和他人進行療癒，每次呼氣都能感覺逐步化解舊能量。

＊「om tare to ture ture soha」

一位親愛的台灣朋友教我這句眞言。在這一趟台灣之旅中，一次偶然的機會，我在台北一間藏傳佛教用品專賣店得知這句眞言是「綠度母」的咒語。觀音菩薩想要救助眾生而悲痛落淚，這些眼淚化爲綠度母菩薩，祂的一隻腳踩在地面上，隨時準備起身救助眾生。這句眞言不僅幫助我們從妄想與恐懼等負面情緒的痛苦中解脫出來，同時也爲一切的存在祈求恩惠。

從那時起，我便經常在爲了那些受到傷害、或感到恐懼不安的人們祈禱時念誦這句眞言。尤其在新冠疫情蔓延的情況下，世界各地都發生示威抗議和罷工。美國有反對歧視黑人的大規模抗議活動，日本也有大雨造成的災難，我在愛之光裡念誦這句眞言，爲受傷的人、以及世界上處於恐懼和憤怒當中的人祈禱。感到焦慮不安時念誦這句眞言，能夠讓心靈平靜下來。

* Moola Mantra

On Sat-Chit-Ananda Parabrahma
Purushottama Paramatma
Sri Bhagavathi Sametha
Sri Bhagavathe Namah

Moola Mantra 爲《吠陀經眞言》，意味著一切事物的源頭，據說它包含了以梵文撰寫的古代印度哲學經典《奧義書》的所有眞理。（吠陀經典被視爲印度教的源頭，而《奧義書》是其中的一部分。）

據說《吠陀經眞言》能讓我們從世間的各種問題和痛苦當中解脫，爲生活帶來豐盛，甚至擺脫生死輪迴，獲得 mukti（解脫、開悟）。二〇〇八年左右，在日本推廣古印度能量傳授法「心靈淨化法」的德國醫師拉哈夏·卡夫特博士，以及冥想老師努拉·卡夫特女士教導我這句眞言。他們透過能量教導我開悟的冥想，以及「萬物一體」的概念——一切事物都來自同一個源頭，因此我們即將進入萬物融合、每個人都直接與源頭連結的一體和諧時代。

- 上述介紹的梵文眞言皆可隨時念誦，比如：洗澡的時候念誦、做完瑜伽後念誦、在大自然中一邊散步一邊念誦也很棒。

此外，下列是在梵文中意味著「種子」的種子眞言。雖然是簡單的詞語，透過大聲念誦，可以消除脈輪的阻塞，有助於激發脈輪，釋放情緒，活化每一道脈輪。搭配水晶缽或頌缽，大聲念誦出下列眞言的效果更好。

LAM：第一脈輪，骨盆中央的脊椎底部周圍。
VAM：第二脈輪，小腹周圍。
RAM：第三脈輪，胃的周圍、太陽神經叢。
YAM：第四脈輪，胸部中央周圍。
HAM：第五脈輪，喉嚨周圍。
OM：第六脈輪，眉心周圍。
OM：第七脈輪，頭頂。

下面這段話來自振動測量師片岡章老師，讓我深受感動。

「愛」、「感謝」、「自由」、「創造」、「和諧」、乃至於「健康」，以及「美麗的數學公式」，一切事物都是相同的「一體」。

只不過人類擅自為它們套上各種名稱罷了！

## 無條件之愛振動越劇烈的人越有錢？

一位測量過許多人的振動測量師表示，從愛的振動較劇烈的人的角度來看，他們是一群「不願妥協的人」。每個人都很容易變成隨波逐流的懶惰蟲，而惰性與妥協也可能降低愛的振動。

有一位企業家年紀輕輕，二十多歲就在美國工作，在短時間內讓一間公司成功上市，年收入至少十億日圓（約一千萬美元）。在這個人的振動當中，無條件之愛的振動數據比其他人高出許多，由於和其他人相比，他的數據出奇地高，因此令人印象深刻。我之所以舉這個例子，是因為經濟至上主義是長年以來的世界潮流，賺大錢是多數人深感興趣並高度關切的事，因此我提出一種能夠提升無條件之愛的振動方法。

這種人的內心是自由獨立的，他很了解自己的天賦，無論在職場上或生活中，都能觀察他人的神情，進而思考並做出決定，他不會讓周遭環境影響自己的判斷，對於自己的信念和目標絕不妥協。這位企業家曾說：「我的工作就是自己非常想做、眞心喜愛又擅長的事。選擇這件事作爲工作，就能經常得到靈感。」這種共通性也出現在我於「靈性願望的實現與冥想法」提到的蒙特梭利教育。比爾．蓋茲、拉里．佩奇、馬克．祖克伯等人都投入自己熱愛的事物當中，盡情發揮自己的天賦。「不妥協的生活方式」能將思想和心靈能量合而爲一，運用自己的本質天賦，展現眞正的自我，如此一來，無條件之愛的振動自然會愈發劇烈，成爲氣場強大的存在。

前文曾提過，振動測量師片岡章老師很重視理性智慧，爲了能夠廣泛地反映社會中無條件之愛的劇烈振動，我們必須邏輯性思考，深化洞察力，思索怎麼做才能得到良好的結果。安穩的志向、順從他人的主張，乍看之下似乎和平美好，但其根本的能量受到周遭意見的影響並妥協，不再秉持自己的信念走自己的路。事實上，這與能量停滯陷入膠著狀態，以及無條件之愛的振動低落有關。我推測，生活中的被動可能是缺乏對自己無條件的愛。心靈的自由至關重要，假如根據他人的臉色和周遭意見來決定自己的人生，長期壓抑內心的渴望，便難以獲得回報。

## 愛的言語的力量，良善的力量

愛的言語可以拯救一個國家。第二次世界大戰結束後，有個國家提議由蘇聯、美國、中國和英國瓜分統治日本。據說，佛教國家斯里蘭卡的賈亞瓦爾德納總統（President Junius Richard Jayewardene）在舊金山和平會議上的一席話，拯救了戰後的日本。

這段話，是佛陀留下來的話。

「仇恨不會因爲仇恨而消失，只會因爲愛而消失。這是永恆的眞理。」

在舊金山和會上，來自五十一個國家的代表齊聚一堂，討論是否允許戰後的日本獨立。據說，斯里蘭卡總統在演說時提及的佛陀話語，觸動了出席會議的戰勝國代表們的心，改變了他們想要佔領日本的想法，爲日本提供一條通往獨立和重返國際社會的道路。

假如沒有愛與慈愛，日本就無法復興，也無法自由地創造發展。斯里蘭卡總統深信佛陀所傳達的愛的眞諦，懷著拯救一個國家的熱忱發表演說。此外，在二次大戰爆發之前，日本和斯里蘭卡早已進行過誠摯的交流，加上斯里蘭卡曾被西方各國殖民，因而支持同爲亞洲國家的日本爭取自由。

戰後的日本在其他國家的大力援助下得以復甦。不僅是戰後，對於天災頻繁的日本，許多國家——尤其是特別善解人意的台灣——都懷著無償的慈愛給予我們許多協助。非常感謝台灣人民，我由衷感激。

我認為未來的新世代會成為一個由良善與愛支撐起來的「心靈時代」，我感覺日本人越接近戰後的世代，意識就越重視物質層面。自戰後一無所有、極度貧困又艱辛的時代以來，日本在不斷追求物質的過程中逐漸變得富裕，這也許是不可避免的必經之路。假如缺乏慈愛、愛以及自由思想的基礎，無論獲得多少外在的物質，都只是空虛且永無止境的匱乏痛苦罷了！

許多日本人不知道斯里蘭卡總統藉由演說拯救日本的歷史故事，我也是過了四十歲之後，透過一個我已支持近十年的非營利組織（NPO）World Vision Japan，在一場宣傳支援斯里蘭卡活動的場合中得知這個故事。

二〇一八年，我秉持「願心平靜，願世界和平」的理念，懷著愛與感恩演奏水晶缽，製作兩張CD「水晶」和「THE HEART」。感謝所有購買CD、以及協助銷售的人，讓我得以把一部分的銷售額捐贈給G＋SPREAD股份有限公司④舉辦的「向世界擴展善意」活動。特別感謝台灣天使能量屋的Emma和傑克希，一直以來都用滿滿的愛支持我的活動！太感謝您們了！

翌年二〇一九年，我透過非營利組織World Vision Japan在斯里蘭卡建造一所可容納約一百名兒童的小學。儘管我的捐款不多，只要有一點點回饋，我都深表感謝。斯里蘭卡是G+SPREAD活動所建造的第四所學校，截至二〇二〇年，我們正朝著第五所學校⑤努力。

活動代表若尾守康先生

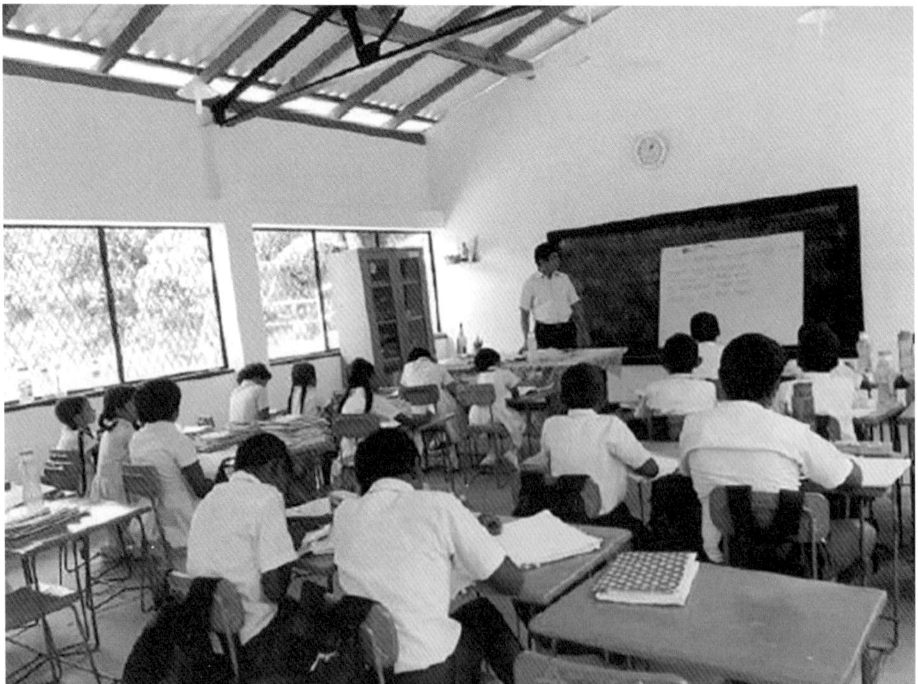

（照片來源：World Vision Japan）

（Mr. Moriyasu Wakao）當初舉辦活動的契機是，把戒菸省下來的買菸費用長期捐給 World Vision Japan 時，感到一陣茫然與焦慮：「照現在這樣發展下去，日本和這個世界沒問題嗎？」儘管日本是個富裕的國家，可惜的是，在捐款給 World Vision Japan 等慈善組織的國家排名都不高，令人擔憂。日本的孩子長大之後，假如他們對於幫助其他國家的人不感興趣，欠缺對他人的同理心，那麼當日本的孩子眞的遭遇困難時，有人願意伸出援手嗎？想到這一點就令人惶恐不安。

活動代表若尾守康先生不是基督徒，但他滿懷熱忱，「我向上帝祈禱許願，請讓日本與這個世界成爲良善之地。」他當初舉辦活動的初衷爲「讓孩子們展露笑容的同時，在日本和全世界擴展良善。」讓我深受感動。至今爲止，已有許多人結識若尾先生並認同他的理念，開始爲世界各地的孩子們善意捐款。G + SPREAD 銷售點心的部分營業額會捐贈出去，「自己能爲他人做些什麼善舉呢？」購買點心的人看著這句標語，透過思維和行動去實踐良善。

若尾先生也頻繁參訪小學和國中，藉此擴展善意，他不斷告訴孩子們：「善良的人，就是幸福的人。當你釋出善意，對方就會感到快樂又幸福。而你心懷善意的那一刻，自然會感

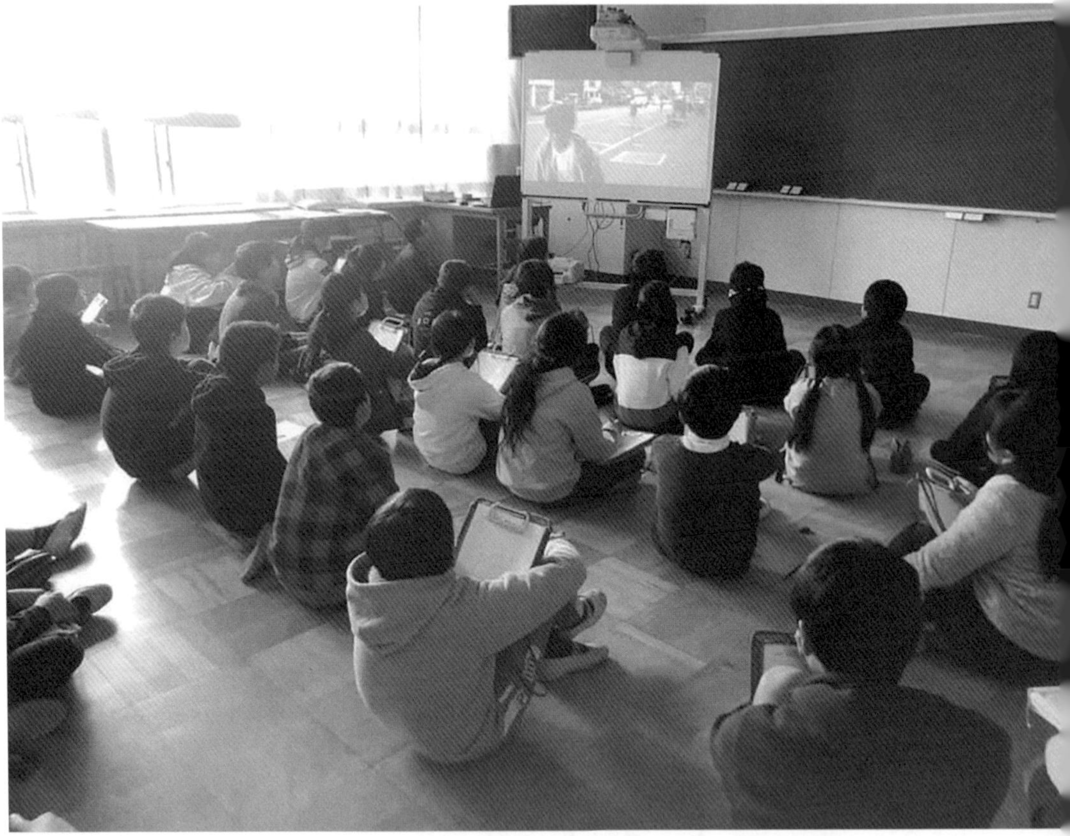

孩子們一邊聽著若尾先生的講課，一邊思索「自己能夠如何善待他人呢？」並把答案寫在紙上。

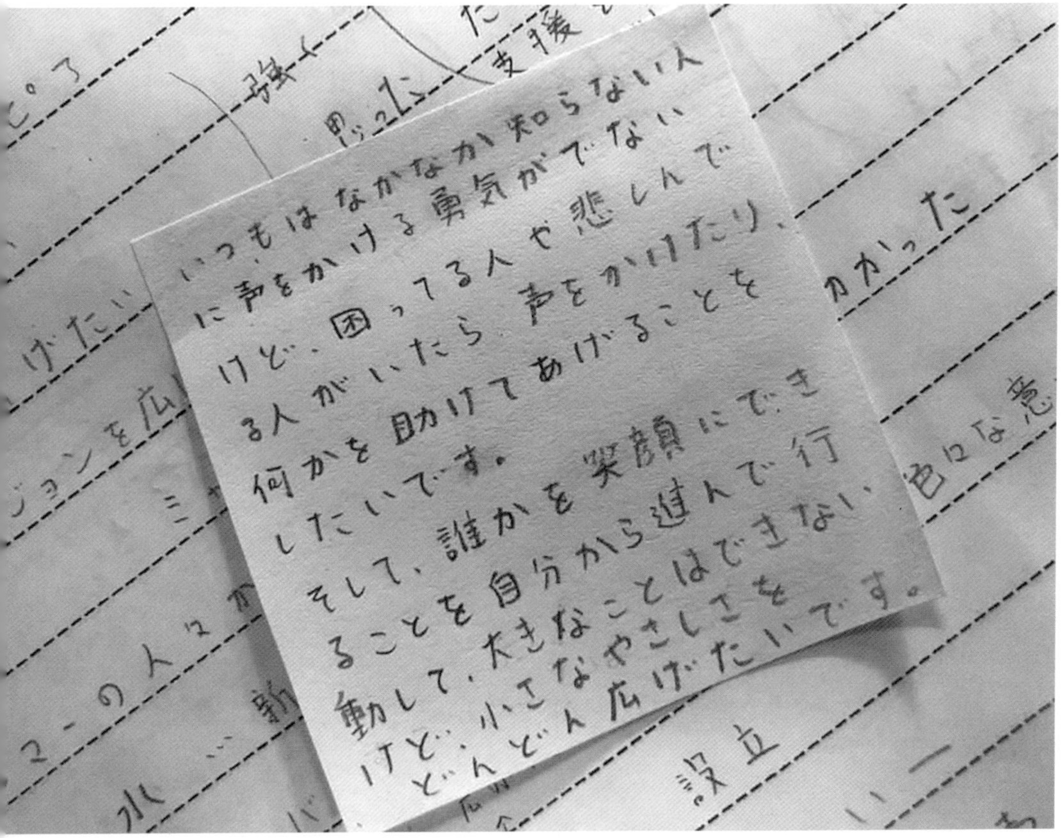


一位孩子寫下「雖然我沒有勇氣和陌生人說話，如果有人遇到麻煩或感到難過，我會想要幫助他。我想主動採取行動，讓別人展現笑容，希望能讓我的小小善意擴展出去。」

覺愉悅又幸福。善良，就是人的使命。」「要善良。你過得幸福，周遭的人過得幸福，世界就會變得更美好。」

## 消除對於金錢的擔憂和痛苦

我想藉由本書表達我對捐款的看法——在貨幣經濟裡，大多數人都需要錢，每個人都無法與金錢脫離關係。而我的願望是減輕人們的痛苦和折磨，盡力幫助人們消除痛苦，獲得幸福。我想從靈性的角度、因果與慈愛法則來探討金錢課題，如何減輕金錢的痛苦，創造與金錢之間的幸福信任關係。

儘管療癒和冥想可以帶來良好的改善，經歷了療癒及學習之後，生活依然持續進行。藏傳佛教麥可羅區格西教導我，影響生活中產生各種現象的正是「種子」，也就是人的行爲（業力）。

自己的行爲「種子」對往後的影響，將隨著時間推移，產生現象並形成結果。我已多次提過，現今產生這種現象的速度越來越快，在過去，自己的行爲種子沒有在當時的人生裡萌芽，而被帶到下一世萌芽。但在現今劇烈振動的地球上，種子在這一世就早早產生現象並形成結果，據說這個時代的人類壽命將延長到一百歲，所以極可能在這一世承受今生業力的結果。

藏傳佛教的教導，以及我在冥想中看到的景象都顯示，許多現象都是自己前世與今生的行為種子萌芽的結果。也就是說，這些現象其實很可能都是自己決定的。從這個角度來看，便能充分理解達賴喇嘛和佛陀所說「能幫助自己的，唯有自己。」如此一來便能理解，某些時候幫助自己的金錢、人員和機會，其實是自己曾經幫助過其他人，由自身行為播下的「種子」。

許多人可能都飽受金錢相關的痛苦，經常因金錢而受傷，為了金錢讓自己身心俱疲。我在養成習慣後才領悟到，擺脫金錢痛苦的方法就是向金錢灌注深厚的慈愛。

過往的日本講求「陰德」，具有「行善不為人知，偏好默默做功德」的文化，形成即使懷著不求回報的心態捐款也不能讓其他人知道的社會風氣。許多日本人不想被視為偽君子而不願捐款，即使捐款也絕口不向他人提起。然而，我認為這種風氣將隨著時代變遷而逐漸改變。在日本，整體社會70％的個人資產被六十歲以上的人佔據，但二〇二〇年日本遭遇豪雨時，儲蓄和資產遠少於六十歲世代的二十多歲年輕人卻捐出更多金額。此外，調查二十多歲年輕人的態度時，最常見的回答是「我想消除貧困差距」。在感受敏銳的時代發生了東日本大地震，讓年輕一代打從心底認爲遭遇困難時互相幫助並不是什麼特別的事情。看著這份調查結果，我有預感接下來的時代將發生重大變化，讓我感到光明的希望。

我第一次捐款的經驗是十幾歲時就讀基督教高中，即使是一百日圓（約三元台幣）這樣的小錢，我也懷著對對方的慈愛捐贈，並不覺得這是什麼特別的事。成爲大人後，我在二〇〇九年參加古印度能量傳授法「心靈淨化法」頂級講師阿南達．齊力的演說，他的一席話「請承諾把一部分的收入捐贈出來」讓我開始有意識地定期捐款。

直到捐款成爲一種習慣，我才明白這一份「愛的智慧」。麥可格西的演說具體地教導我何謂良善的捐款方式。「把收入的5%或10%存在另一個地方，大約半年後，把存下來的錢直接交給想要幫助的人，親眼見證他的笑容。如果把錢交給能幫助許多人、或是有緊急需求的人、或是心存感激的人，便是很好的捐贈對象。」藏傳佛教的智慧教導我如何具體強化良善行爲的「種子」。

不要漫不經意，而要有意識地在一段時間內，例如半年，帶著慈愛的能量祝福對方獲得幸福，用這種行爲強化「種子」的力量。與其在不知不覺中交出錢，不如親自去見你想幫助的人，親手把錢交給他。假如無法親手交付，便在發送金錢的同時，也為對方送上一份包含無償慈愛意念的溫暖。

請自行探聽捐贈的對象，確保對方是您打從心底認可的人，把寶貴的金錢交給對方能讓您感到幸福。舉例來說，假如有人告訴您「不捐款就會發生不好的事」，請不要捐款，捐款的目的是把深厚的慈愛和善意灌注到金錢裡，而非恐懼或痛苦。

想要培養捐款的習慣，請根據自己內心自然湧現的正當善意，憑著自己的自由意志決定捐款對象，再把慈愛灌注到不會造成內心負擔的金額裡。重要的不是金額多寡，即使當時無法捐款，只要想著對方，希望為他們減輕痛苦並帶來幸福，就是內心的「動力」。

我認為，擁有一顆溫暖善良心靈的人，無條件希望人們獲得幸福，就是一位受到天神亦即宇宙守護的幸福之人。此外，由於佛教沒有造物主（上帝）的概念，因此這位幸福之人是透過自己的慈愛行為而受到宇宙法則的守護，我相信宇宙和慈愛行為（因果業力）的智慧。

傳言佛陀曾告訴弟子：「你不必相信我。你應該親自實踐，自己去確認。」麥可格西也說：「你不必相信我。請親自試試看吧！」作為因果之因的行為「種子」，似乎從來不曾出過差錯。

## 慈愛的力量

佛教對慈愛有著非常深厚的見解，我想分享自己的看法。「有一位慈愛的地球之母，無條件愛著一切存在，平等對待每一個人。這位地球之母看見受苦的人會淚流不止。」我認爲這位地球之母代表的是觀世音菩薩，這段話傳達的就是「慈愛」。地球之母說：「我只是無條件地想爲眾生去除痛苦，希望眾生獲得幸福。」當心中自然湧現出這種感覺時，言行舉止都會懷著慈愛。

慈愛之所以在佛教中如此重要的原因，我的看法是「去除人類痛苦的動機」想要去除痛苦，就需要「慈愛」。我們持續播下導致巨大痛苦的業力種子，唯有「慈愛」方能改變這種痛苦現象。我相信，「慈愛」能夠幫助人們擺脫無意識重複的痛苦幻覺，唯有「慈愛」能夠把人生的痛苦和磨難轉變爲無條件之愛。

該怎麼做才能湧現出「慈愛」？我認爲，首先來自於實踐，接著讓它成爲習慣。成爲習慣後，有一天，慈愛就會降臨，這份慈愛來自於宇宙，從您的內心湧現而出。此時，眼睛會自然流下溫柔的淚水，整個人被幸福的愛之光籠罩，並感到無比震撼，因此您一定會明白這份感受。屆時，您會看到自己人生中的諸多痛苦現象，逐漸轉變爲無條件之愛的現象。

請您自行尋找一個能夠實踐慈愛的場所，儘管在新冠病毒疫情趨緩之前較難與其他人互動交流，依舊可以找到需要溫柔的愛、能夠體驗無償慈愛的地方，例如：老年之家、醫院、孤兒院等。請養成撥出一點時間的習慣，不計較利益得失，抱持著單純只想爲對方去除痛苦並獲得幸福的念頭，爲對方做點什麼。能夠體會到震撼心靈慈愛的人非常幸福，宇宙會守護這個人。

---

註釋：

①摘自新聞周刊 https://www.newsweekjapan.jp/。

②摘自友田明美醫學博士《你受的傷，大腦都知道：哈佛研究虐待、忽略與情緒勒索對腦部發展的影響》。

③譯文：摘自前谷歌研究員 Chade-Meng Tan 著作《*Search Inside Yourself*》。

④G+SPREAD G＋SPREAD 股份有限公司（http://g-spread.co.jp/）。
G＝Gentle「良善」；＋＝十字架，祈禱；SPREAD＝「擴展」

⑤二〇一四年緬甸，二〇一六年孟加拉，二〇一七年肯亞，二〇一九年斯里蘭卡。

# 5

# 任何人都能做到的冥想法

## 簡單介紹自我療癒

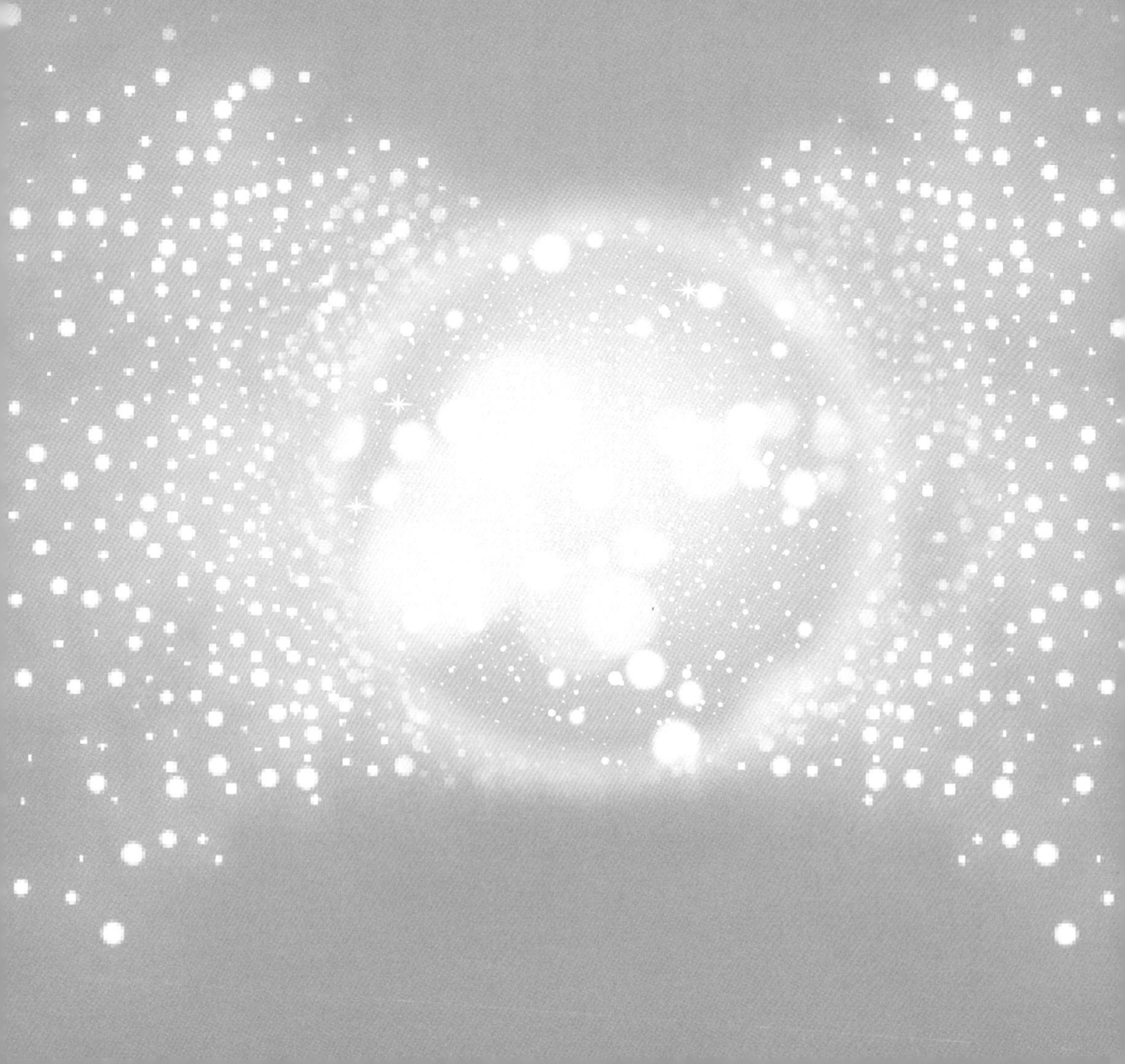

# 內觀冥想／正念冥想

斯里蘭卡佛教以釋迦牟尼所說的巴利語爲基礎，認爲內觀冥想是佛陀唯一闡述「克服憂愁與悲傷，消除痛苦及擔憂，獲得正理（正確的道路），看見涅槃的唯一方法」。內觀冥想的歷史超過二五〇〇年，儘管流傳下來的方式稍有改變，其基本原則爲觀察事物的本質，是一種鼓勵人們「專注當下」的正念冥想。

內觀具有較濃厚的佛教意義，正念則不帶宗教色彩，用來表示「活在當下」。日本公共電視台NHK在節目中探討壓力管理時，介紹了正念冥想；Google等大企業也紛紛採用這種冥想法。我們能感覺到自己的精神層面獲得提升，整個社會、全體人類都在逐漸朝著我們應該達到的更高更好的方向發展。

根據我自己的經驗，我明白內觀冥想是最重要的，它是一種非常有效的冥想法，可以安定心靈、整頓思緒，是一種逐漸拓展至全世界的冥想。

一九九四年，我十六歲那一年，內觀冥想是我人生中初次接觸的冥想法。也是我二十多歲時，每天尖峰時刻在東京通勤上下班，在辦公室埋首於電腦工作，頂著龐大壓力時，早晨自然醒來後實行的冥想法。每天早上花費二十至四十分鐘，即使在很短的時間內，也能有效緩解身心緊張，戒除抽菸等不良習慣。

此後，我於二〇一〇年在印度奧修冥想中心再次體驗內觀冥想，我在鮮花盛開、綠意盎然的花園裡，獨自一人一步一步慢慢走動。剎那間，世界宛如進入時間靜止的寂靜中，每一個瞬間被串連起來。噴泉的水流彷彿一顆一顆的水滴，腳下的堅果和一切事物都變得鮮明無比並完整無缺，這是一個什麼都不欠缺的涅槃世界。我累積了上萬次的療癒經驗後，再度回顧那個瞬間，我明白，內觀冥想是最有效的冥想法。

讓您的意識回歸到「當下」的感覺中，既非前世與過往，亦非未來。經歷一連串的瞬間能淨化心靈，逐漸開闢一條帶領心靈邁向前所未見狀態的道路。

1. 坐在椅子或靠墊等舒適的地方，脊椎向上挺直。
2. 閉上眼睛，先專注於呼吸。反覆深呼吸。
3. 吸氣時，觀察空氣進入身體。觀察空氣從鼻腔進入，鼻子周圍感覺有點涼，空氣進入肺部帶動胸部起伏，以及腹部膨脹起伏的感覺。請把意識集中在呼吸和身體的動作。

4. 保持呼吸，感受身體的緊張感隨著呼氣而排出。如果有特別緊張的部位，吸氣時把冷空氣擴散至緊張的部位，再伴隨呼氣把緊張感排出體外。

5. 呼吸時可以默數一到十，不數也沒關係，選擇您喜歡的方式即可。假如聽到外界的聲音，意識被這個聲音吸引時，請保持平靜，一邊聽著這個聲音，一邊平靜地把意識轉移回到呼吸上。此外，假如腦海裡浮現某些念頭，意識被這個念頭吸引時，請平靜地看待這個浮現在腦海裡的念頭，平靜地把意識轉移回到呼吸上。當意識和感覺被觸動時，請平靜地看待它們，平靜地把意識轉移回到呼吸上，如此不斷重複。

6. 讓心臟隨意跳動，看著心靈維持平靜的狀態，搭配平靜的呼吸。

7. 在心靈平靜的狀態下度過一段美好的時光，嘴角露出一個輕柔的微笑，睜開眼睛。

## 自他交換冥想法

1. 坐在椅子或靠墊等舒適的地方，脊椎向上挺直。

2. 閉上眼睛，先專注於呼吸。反覆深呼吸。

3. 看到自己的心中綻放一朵蓮花，蓮花中央有一顆鑽石熠熠生輝。

4. 把世人和對方心中的痛苦想像成黑色能量，把那股黑色能量注入自己的心中，用閃耀的鑽石光輝粉碎黑色能量。

這種冥想法包含「給予和接受」的意義。這是一種把他人的苦難迎入自己的心中，再用內心的鑽石光輝粉碎它的冥想法。

二〇一一年，麥可格西來日本演說時，用玫瑰花介紹這種冥想法。我很尊敬的台灣傑佛瑞老師教導我，玫瑰花、蓮花和百合花都具有深遠的佛教寓意。蓮花在淤泥中綻放美麗，不被泥水汙染。像佛陀一般清醒生活的人，宛如照亮了淤泥似的艱苦世間，他們心中綻放的花朵，比蓮花更加美好。麥可格西用玫瑰花

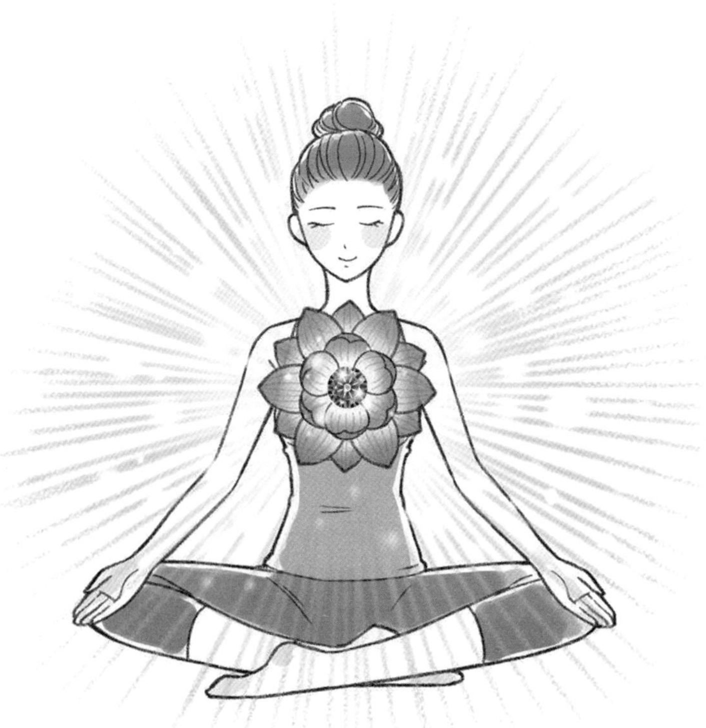

做爲比喻，則是因爲在美國很少見到蓮花，許多人無法想像蓮花的模樣，因此用玫瑰花來代替。

無論您覺得人生非常痛苦且諸事不順，或心靈平靜時，都可以運用這種冥想法。很多時候，我透過這種冥想法獲得療癒與協助，讓心靈重獲平靜。透過這種冥想法，可以遠離帶給自己痛苦與困難的幻想和情緒，讓內心趨於平靜。如此一來，您就能明白自他交換法冥想「施即是受」的意義。

## 療癒創傷

創傷是過往事件造成的強烈心理緊張與痛苦，透過緩解緊張，能夠客觀看待事件的過程，以此療癒創傷。此外，釋放緊張情緒的同時，想像您從客觀立場來看，將事物變得渺小，藉此減少創傷的感覺。想像力是療癒身心非常有效的一種方法。

這種方法在美國稱爲「三合一概念」，二〇一〇年我在印度普那的冥想中心習得這種方法。它是一種運用於肌動學（Kinesiology，透過肌肉運動得知答案的診斷方法）的療癒方法。肌動學源自希臘語 kínēsis，意思是「肌肉運動的科學」。

三合一方法與「氣」＝能量有關。肌動學發現，只要用手觸摸額頭，即可緩解壓力。這種方法被用來療癒患有各種心理創傷的人，具有驚人成效。接下來，我將介紹這種自己就能實施的自我療癒法。

【減輕並消除創傷的方法】

1. 如圖所示，雙手分別放在額頭和後腦勺，閉上眼睛。
2. 想像曾經遭遇過的震驚場景，彷彿看著一張裝在相框裡的照片。
3. 發揮想像力，讓這張照片越縮越小。
4. 把照片縮小到讓您看不見。

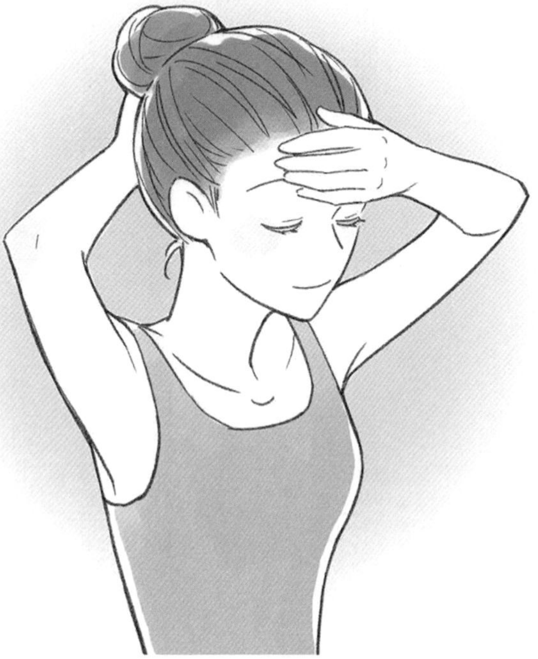

孩子也能實施這項方法。對於年幼的孩童，媽媽或其他大人可以如圖片示範般碰觸孩子的額頭和後腦杓，溫柔地詢問孩子發生了什麼事，抱持著讓震驚事件縮小到不見的念頭，用充滿愛意的輕柔語氣，像是念咒語般說著：「變小吧！」強烈的緊張感導致孩子無法發揮原本的力量，這份緊張感又會阻礙孩子接受學習和運動等各種挑戰，無法展現自己的實力。讓我們藉由展現自己原本的力量，擺脫緊張情緒吧！

面對考試、上台表演或發表演說時，也能運用這種方法消除緊張。在考試或演說前這麼做，能夠收穫不錯的成效喔！

1. 如圖所示，雙手分別放在額頭和後腦勺，閉上眼睛。
2. 想像舉行考試或演說的場所。
3. 想像自己實際在那個場所進行考試或演說。想像自己站在眾人面前開始說話，或開始答題。
4. 在想像的畫面中，把這幅場景從頭到尾快速播放，並重複三次。

請您實際體驗實施上述方法和不實施時，有什麼不同之處。當您實施上述的方法時，會發現自己放鬆許多。

# 6

# Mira 的靈性之路

## 開悟當下的體驗及啓發

「人生爲何如此痛苦?」是我十幾歲時的感受，療癒莫名痛苦根源的旅程，就是我的人生之道。我在十六歲遇到了冥想，三十歲正式展開探索之旅。三十五歲那年，我藉由深度冥想體驗了開悟的當下。據說佛陀在三十四歲體驗了開悟，但我不認爲我的開悟與佛陀的開悟是一樣的。只不過，我也體驗到了一些「空」和「無我」的理解。

有人問佛陀：「你在開悟之前和之後做了什麼?」祂回答：「我在開悟之前和之後以同樣的方式砍樹和播種。」佛陀表示，開悟之後什麼都沒有改變。我因爲明白了「對方和我沒有區別」的「無我」，在往後的人生經歷痛苦時，就會想起釋迦牟尼說的「萬般皆苦」。

二〇一三年，一場由德國醫師兼冥想家拉哈夏博士舉行的提升諮詢技巧研討會中，我進入了深度冥想狀態。研討會中有一種神奇的感覺，時間彷彿流沙般流淌而過，即使我試圖攫取記憶與情緒，它們依舊從我的指縫中溜走，是一種非常不可思議的感覺。我與拉哈夏博士一起進行大約一週的冥想，我也進行了能夠激發開悟的冥想。拉哈夏老師說：「在這場研討會中，說不定有人會經歷開悟的體驗喔!」當時我不太在意拉哈夏老師的話，只把它當成一則輕鬆的玩笑。

那場冥想中，我讓音樂自然地帶領身體擺動，仿佛精靈操縱我的身體舞動，隨後坐下來，開始安靜地冥想。當時曾發生一件事，讓我對「開悟」這個詞的印象不太好，這是我三十二歲時，前往印度普那的奧修冥想中心時發生的事。

舉世知名大師所在的印度奧修冥想中心，就像一座現代化的豪華度假村，許多來自世界各地的西方人和亞洲人聚集在巨大的金字塔形冥想大廳裡，整天進行各種類型的冥想。我在冥想中心的金字塔大廳裡成爲奧修的弟子，接受眾人的慶賀。我可以隨時成爲弟子，也可以隨時退出。眾人慶賀我得到 MIRA HARIPURIYA 的名字，意思是「神祈禱的奇蹟」（MIRA 是奇蹟，HARIPURIYA 是神的祈禱）。二〇〇八年，一位具有通靈能力的波蘭女科學家在日本獲得 MIRA 這個名字。在印度，MIRA 是非常普遍的女性名字，似乎是印度女神之名。有一位奧修身邊的年長男性，只因爲我的名字 MIRA 和一位在印度開悟的女子米拉的名字非常相似，就對我大發雷霆。

米拉，是一位具有代表性的印度覺醒女子，據說她在跳舞時開悟。我去印度是爲了讓冥想變得更加純粹，根本沒聽過開悟、奧修、印度的覺醒女子米拉。那個男人因爲我的名字

MIRA和覺醒者米拉非常相似，就怒罵我：「你以爲這樣就能輕易地開悟嗎！」奧修的其他女弟子斥責他：「現在已經不是講求這種事的時代了！」坦白說，我因爲根本不知道的事情而突然被罵，導致我對「開悟」留下不好的印象。

拉哈夏老師說：「在這場冥想後，說不定我們之中有人會經歷開悟的體驗喔！」讓我回想起對開悟的不良感受。在冥想的過程中，對開悟沒有好印象的我，不斷在心裡嘀咕：「開悟就是一團狗屁！」把身體交付給精靈的舞動。我平時不會使用這麼汙穢的字眼，但當時我沒有任何厭惡感，只在心裡想著「開悟什麼的，怎樣都無所謂。」在心裡不斷重複這句話。第二天，我就體驗到了「開悟」。與拉哈夏老師一起冥想的隔天，我早上醒來心想：「昨天冥想時，我一直在心裡嘀咕開悟就是一團狗屁，這樣是不是不太好，畢竟佛陀也開悟了。」當我的腦海裡飄過這個念頭的那一瞬間，感覺時間靜止了。緊接著，從天而降一段訊息：「佛陀閉上眼睛的千分之一，讓你比其他人更早開悟吧！」我在靜止的時間裡，感覺自己的臉上露出平和的微笑。這段靜止的時間裡，我想起了彌勒菩薩的笑容，對我來說是一瞬間的事，但彌勒菩薩或許會永遠留存在這段時間裡。

我搭乘地下鐵前往冥想會場時，天上又降下一段訊息：「現在就讓你開悟吧！」我在心裡輕笑著回答：「若我有這份榮幸的話就請吧！」於是，我便在東京地下鐵的車廂裡體驗了「開悟」。當時在靜止的時間裡，我清楚看見並感覺到像肥皂泡一樣的東西「咚！」地出現在我的面前。我在這次「開悟」體驗裡明白，在地下鐵車廂裡，我和坐在對面的五十多歲中年男性沒有區別。擁擠的地下鐵車廂裡，那位中年男性坐在我對面的椅子上，明明是和我截然不同的人，我卻明確認定「那個人和我沒有區別。他和我，沒有任何不同。」眞是一股非常奇妙的感覺。

那個時候，只存在於當下的那一瞬間。我心想：「如果這就是開悟，那麼開悟的人，和沒有開悟的人有什麼區別？根本沒有任何不同啊！」我突然覺得，這輩子曾經深刻感受過的一切糾結衝突，就像一齣滑稽的喜劇。自從那次經歷之後，儘管我依舊保有各種情緒、感覺和想法，糾結衝突卻消失了。

此後，我的人生從被上下同時拉扯的糾結衝突中解脫，轉變爲充分體驗每一種情緒、苦惱、幸福、悲傷與愛。我把這則故事告訴一位學佛的朋友，朋友告訴我，我在這段體驗裡可能進入與自我感覺分離的「無我」狀態。

我透過冥想尋找造成痛苦現象的根本原因，但我的苦惱和傷痛並沒有消失。我以自己的方式向前走，經歷了許多哭泣，以及各式各樣的經驗。在漫長的人生中，我和各位一樣，都有許多有待學習的課題。與此同時，我也會繼續透過冥想去探尋發生各種事件的根本原因，而非只著眼於表面現象。有事情發生時，我會面對自己，進行冥想。我會堅定面對自己掩蓋的黑暗與負面情緒，了解根本原因，再去尋找改變這種現象的方法。我相信持續這麼做，總有一天能夠幫助其他人。

現在我處於一種心靈安靜祥和的狀態，讓我感到非常幸福。我們活著，就是爲了得到幸福，我認爲最重要的是保持心靈平靜——「普世的幸福就存在於我們的內心。」我們一直在外界追求各種物質與形式，讓內心波瀾四起，翻騰不已。唯有靜下心來，方能意識到幸福存在於內在心靈。一味追求外界事物，充其量只能讓生活暫時過得不錯，人生依舊會不斷重複發生各種事件。

## 想起了愛的轉世

使用德國振動測量儀檢測後，我的肉體輪迴轉世一百六十七次。我不知道這樣算多還是少，我的家族中有人輪迴轉世五十次，有人輪迴轉世四百次。在冥想中，我想起自己想了解的課題，以及一部分輪迴轉世。

「請讓我看看最滿足的人生。」我與源頭連結，在冥想中看見一位年過半百的年老男性，在大自然中從事耕地之類的工作。我看見這個男人觸摸土地，即使住在一間小房子裡，但在大地、空氣與陽光包圍下，內心依然十分滿足。我活在當下這一刻，把過去、未來或理想拋諸腦後，生活呈現正念狀態，與自然共存，內心充足盈滿。

「請讓我看看擁有最多金錢與財產的人生。」我與源頭連結，在冥想中看見我是一位坐擁大片土地的國王或領主，但家族裡紛爭不斷。我很重視的姪子因爲權力慾望而企圖謀反，被家人所殺，這段時期讓我非常痛苦煎熬。晚年時，我患有嚴重頭痛，唯有把頭枕在一直陪伴我身邊的妻子的大腿上，才能感覺被療癒。我在冥想中很快明白，擁有花不完的財產並不等於幸福。

「請讓我看看讓我對人類做出最大貢獻，最輝煌的時刻。」我在冥想中看見，阿伊努族①的男子在大雪中拿著藥，像醫生一樣爲人治病，他不懼嚴寒風雪，默默地幫助人們。

冥想後，我尋思今生我能夠出生在一個和平的國家，並不是因爲現在的我，而是前世的我不斷努力而實現的。我想起近三十次前世，但能被療癒的痛苦記憶、創傷只有一半，大約十五次前世而已。沒有人願意只帶著痛苦的回憶，一次又一次返回地球，我也想帶著許多幸福、懷念與愛的記憶不斷歸來。在我想起的輪迴轉世裡，包括傳說中超古代雷姆利亞時期與所愛之人長期共存的一體感，以及隨之而來與摯愛分離的強烈痛苦記憶。在其他的輪迴轉世裡，失去摯愛之人的記憶，猶如自我了結生命般痛苦。

我想起的一段記憶很像言情小說——雷姆利亞時期，在神聖的存在當中，我有一位與我宛如一體的特別伴侶。那個時候，每個人發揮自己的天賦是一件非常自然的事，沒有被金錢這種限定物質桎梏的觀念，眾人是廣泛而平等的，一起經歷與愛、自然和源頭融合的一體和諧時代。那個時代末期，我與伴侶決定迎接神聖孩子的誕生。大海裡有著類似水缸的設施，愛之光的孩子們被小心翼翼呵護養育，我們和整體文明一起滿懷愛意，期盼這些愛之光的誕生。

文明末期遭受其他種族入侵，儘管許多雷姆利亞人同意將文明沉入大海，我卻無法接受，無論如何都想救助這些愛之光的孩子。儘管我想救助學者們和最愛的人們，無奈當時文明已走到盡頭，不得不與摯愛分離，把孩子們留在海裡。我想救助最愛的人們、孩子們及學者們，卻一個人都救不了，只剩我在雷姆利亞末期活下來。

我被其他種族抓捕，進行人體實驗。那個種族似乎想確認雷姆利亞人的力量如何與源頭連結。爾後，我被帶到另一個地方，雖然是俘虜的住所，卻是一棟非常舒適的房子，我必須和那個種族的人一起生活。那個種族的新掌權者，命令我和該種族的人結爲伴侶，這個人同時也會監視並控制我，那個種族似乎是爲了創造新物種而發動入侵。我的新伴侶雖然是被指派的，卻對我很好，他似乎對我的存在感到相當幸福。在創造新物種時，以愛爲基礎的孩子也被養育得非常美麗。因此，由掌權者指派的對象與雷姆利亞人之間形成了伴侶關係。

雷姆利亞人爲雌雄同體。由於雷姆利亞人不在身體裡孕育胎兒，那個種族爲了創造新物種，讓我能在體內孕育胎兒，就把同時身爲男性和女性的我的一部分性別切除，讓我與自己分離。隨後，在我沒有記憶的時候，被強制受精懷了新物種的孩子，誕生了新的種族。在那之後，我沉浸在強烈的分離和失去摯愛的悲傷裡，進入大海結束生命。與宛如一體的摯愛之人、與神聖的孩子們、與源頭分離，終結自己的光芒。我一心想著與所愛之人相見，和他們一起在海底長眠。

那一次輪迴轉世之後我前往的地方，便是失去摯愛的人會去的荒涼旱地的盡頭。隨後，我遇到惡魔，祂提出一項不平等交易：「如果你想幫助心愛的人們，就放棄一切吧！」於是我把自己的全部交給黑暗的存在。我在雷姆利亞宛如一體的摯愛被割除，失去一切所愛，也失去對愛的信任，徹底墮入黑暗。

我經歷無數次輪迴轉世，想要拯救的就是與我宛如一體的摯愛。我在之後的輪迴轉世裡多次與他相遇，他是我最想幫助的人，我卻在黑暗記憶最強烈的地方無法幫助他。

這一世，我無論如何都想去見他，因此我去見了那位年輕男子，向他傳遞能量，開啓源頭的光之迴路。做完這件事之後，他療癒了我，輕易地打開我被封印的雷姆利亞門扉。他打開封印的心門後，我終於能夠深呼吸了，他的存在就是開啓雷姆利亞時期封閉心靈的關鍵。與人相遇具有消除輪迴轉世業力的意義，透過這次相遇，我想起許多前世往事。

我需要清除在輪迴轉世時吸引至內心的黑暗、魔性與邪惡，也需要結束在無盡輪迴轉世裡不斷重複的悲傷及痛苦的愛的記憶。即使今生無法在一起，也無法相遇，我也只能選擇不計任何得失，無條件去愛對方。由於我強烈感受無法相伴的愛的痛苦，因此我無論身處何方都要面對自己，透過漫長而持續的冥想，自行化解歷經輪迴轉世依舊尚未消除、潛藏在內心的黑暗、魔性、邪惡、痛苦。如果連無條件之愛都是痛苦的，那麼我已發現了痛苦的根源，並將所有跨越輪迴轉世的愛的痛苦昇華爲無條件之愛。

無論是朋友、戀人、兄弟、姐妹，或親子關係，只要是幫助我們敞開心扉並感受無條件之愛的人，就能幫助我們完成在輪迴轉世裡不斷重複的愛的學習。除了我和他的記憶以外，許多輪迴轉世記憶中非常古老的痛苦能量，也都被昇華爲無條件之愛。

我在冥想中戰勝了與源頭之愛分離而形成幻象的成群惡魔與邪惡，我的心被淨化如水晶一般，與源頭的愛之光融爲一體，達到一體和諧的境界。某一天在冥想時，我領悟到，爲了不被各種黑暗、魔性與邪惡影響，我們必須形成大愛，理解大慈悲的意義。雖然我在輪迴轉世裡不斷重複「想要幫助所愛之人」的心情是非常純粹的，但我明白這種小慈悲無法讓自己與他人獲得幸福。我在冥想中稍微理解大慈悲的意義時，我發現一股寬廣、溫暖又柔和的能量在心中蔓延開來。我可以想像，這份內在的幸福未來一定不會被奪走或失去。

人們有時自己選擇墮入黑暗或魔性，有時迷失道路，有時也會選擇痛苦，這些都可能在漫長旅途中發生。即使在輪迴轉世墮入黑暗，說不定有一天也會成爲幫助他人的一種方式。我從大慈悲的感覺中了解到，每個人都堅信自己可以從黑暗和痛苦的經歷走出來，對此抱持絕對的信任和不會動搖的希望。當我明白這一點時，我對於善惡對立、對惡的感受，都產生重大轉變。以前認爲是惡人的人，也許有一天會變好，說不定有機會成爲朋友。我發現當我停止對對方抱持惡意，感受到平等且溫暖的慈悲時，內心的心境隨之產生不可思議的變化。

感謝所有引導我完成「愛的轉世」之道、並領悟「愛是通往開悟的道路」的全體存在，向您們送上一百萬次的感謝！萬分感激！

## 後記

大約在二十四或二十五歲左右，我第一次體驗無法理解的奇怪經歷。某天夜晚，我躺在床上，房間裡突然響起男人的大笑聲，讓我嚇一大跳。天花板的周圍出現一片遼闊的宇宙景象，浮現出一張巨大的西方年長男性臉孔。我從未有過這樣的經歷，驚訝不已的同時，領悟到那張男性臉孔就是「神」。（由於我沒有特別信仰某位神祇，因此用神來統稱。）

那張臉溫柔地說：「會如你所願。」當時我獨自住在東京，在都市的辦公室裡從事不喜歡的工作，過著充滿壓力的生活，戀愛和工作都不順利。每天重複起床、工作、睡覺的生活讓我覺得毫無意義。我明白那張臉並非令人恐懼的對象，忍不住有些生氣地回答：「才不會如我所願！」那張「神」的男性臉孔告訴我：「會如你所願。你現在就會明白，會如你所願的。」祂用溫柔的聲音留下這句話就消失了。

十多年之後，我在自己的道路上深化靈性方面的學習，並與許多人分享，才終於明白祂的意思。「如我所願」中的「所願」，不單單指我自己了解的顯意識，也包含我尚未察覺的潛意識。過往和前世的因果、遺傳因子、童年時期，以及歷史中不被察覺的無形潛意識，構築了我們絕大部分的人生。但當時的我，還不懂這個道理。

我的潛意識在二十四歲左右睡著了，在那之後，我遇見了療癒及水晶缽，透過學習、實踐和分享的過程，我的潛意識再次甦醒。我開始觀察隱藏在現象底下看不見的領域，將發現的變化運用至深化療癒和冥想，並與他人分享，終於開創屬於自己的道路。從「發自內心的願望都會實現」觀點來看，現在的我確實能夠平靜地感受「如我所願」的意義。

與佛教相遇後，我從三十五歲開始思考「該怎麼做，才能使今生成為最後一次輪迴轉世。」並與更多人分享療癒和冥想。儘管仍在旅程的途中，我在冥想視界裡看見，發自內心的願望終將反映在未來。

我很幸運，在這一世與所愛的人們相遇，與我的家人和您們每個人相遇。雖然我在輪迴轉世中多次遇見我最愛的人，但我無法在其他的輪迴轉世裡療癒愛的痛苦。我不斷重複學習相同的痛苦之愛，直到今生才終於把愛的痛苦轉變成無條件之愛，深度療癒過往的記憶。

我在二〇一九年發生一次神奇的邂逅。我在新加坡時，一位據說相當有才華的印度納迪葉大師對我說：「你受到佛陀之光的恩寵，這一世將是最後的輪迴。」他如此解讀我的今生。印度納迪葉是一份將《阿卡西記錄》（宇宙全記錄）寫在木板上的文獻，大師閱讀這份文獻後告訴我，這片薄木板記錄著我從現在開始直到死亡的人生。

至於我的人生是否將如納迪葉記載的《阿卡西記錄》一樣，不到生命最後一刻，我也不知道，但我衷心希望它會實現。我心中的願望是，療癒世人的痛苦，透過讓自己與其他人獲得幸福來幫助人們。當我完成這項使命並離開這一世的時候，我相信沒有必要再重複輪迴轉世。

二〇二〇年全球疫情大爆發的背景下，我花費數個月進行大量冥想，為自己療癒，並執筆撰寫本書。對我而言，這是十分必要的時間，越動盪的時刻，越需要寬大的慈悲心。我每天持續冥想、祈禱，向自己、地球以及全世界的人傳送愛與祝福之光。

某天早晨，我在半睡半醒的冥想中，正處於宇宙空間裡，我從宇宙中眺望美麗的地球。接著，我看到左側出現兩道光芒，一道光芒是如水晶般透明、熠熠生輝的佛陀，其左側坐著散發金色溫暖光輝的第十四世達賴喇嘛。

我眺望地球，詢問達賴喇嘛和佛陀：「您們兩位在做什麼呢？」我當時認爲「無條件去愛人，也會成爲一件痛苦的事。」我思考著：「若無條件之愛也會成爲痛苦，人到底該怎麼做才不用遭受痛苦呢？」達賴喇嘛從宇宙眺望地球，回答我：「我想讓人們幸福。」我感覺佛陀似乎亦如此回答。

我從達賴喇嘛所說「想讓人們幸福」得到的訊息是，他指的不是某個人，不是某個宗教的人、不是某個民族的人、更不是某個國家的人，而是向全體人類的所有人說：「我希望全部的人都能幸福。」我從達賴喇嘛和佛陀的話語中了解「大慈悲」的概念。那份大慈悲的能量是永恆的、能夠拯救萬物的智慧，是對所有人平等且無限的能量，而且那份能量是可以完全信賴的。

二〇一八年，我有幸與 Arthur 加藤先生一起參加第十四世達賴喇嘛在東京舉行的講座。Arthur 先生不僅從事翻譯工作，也協助本書的翻譯，感謝 Arthur 先生一直以來精確地協助翻譯我的話。

達賴喇嘛在講座中反覆強調：「請理解慈愛與空這兩件事。」我在本書中也以我個人的理解及觀點，盡可能寫出關於「慈愛與空」的內容。

感謝您閱讀到最後。
若這本書能夠幫助各位讀者獲得幸福，就是我最大的榮幸。
在此爲大家獻上許多感謝、愛與祝福！

MIRA

註釋：
①以往居住在日本北海道和俄羅斯地區的民族。

# 附　錄

附錄一

# 案主們的感受

## 心得

首先感謝MIRA老師對我父親的幫助，以及尙志大哥的協助！

父親生病在醫院，我請MIRA老師送光與愛給我的父親，MIRA老師直接送光源一小時給我的父親，當下眞的很感謝。於是我報名了水晶缽療癒，療癒當天，我在上樓的過程，聽到老師爲一位個案敲擊水晶缽音頻，我在樓梯間已經感受到音頻的能量從我的頭頂進去。

二〇一八年三月二十九日是我第一次做療癒，當下是沒有任何感覺的。但躺在床上的時候，可以全程感受到能量灌滿我的全身，我的頂輪到心輪有一股涼意，瞬間暢通，心裡很多雜念也開始越來越少，心變得很平安，已經不害怕了！

結束療癒後，老師透過尙志大哥讓我知道已經療癒了與父親的分離，以及愛別離，這個課題我已經學會了，我與父親有很深的緣份，還會再相遇。老師也送光源給我的父親，讓父親可以有更好的靈魂進展。

這兩天的感覺是時刻都感覺平安喜樂，會本能的專注在呼吸，以及當下，這對我而言是很大的禮物，不過前面我有做光的課程冥想，也讓自己時刻專注在心和呼吸，前後差異很大！眞心的感謝老師和大哥。

老師眞的是非常充滿愛的人，眞心感謝老師，也推薦老師。

♥ ♥ ♥

## KOKO 第一次療癒的感想

親愛的 MIRA 老師您好：

我是透過傑克希（天使能量屋）ＦＢ的介紹，才認識 MIRA 老師，其實在預約這次的療癒之前，在今年年初時我有報名過一次，但是後來又取消了，因爲自己那時還在做治療中，擔心會影響到別人，所以才取消。

但是這次看到 MIRA 老師又要來台灣，內心就有股衝動告訴自己報名吧，接受另一種方式的治療，或許能把傷心、難過、不快樂、悶、心痛給療癒好，因我內心很急著想恢復健康的自己，找到快樂的自己，讓自己有勇氣去面對未來的每一天，找到自信的我。

我結婚了十三年，在這段婚姻中，彼此都過得很有壓力，生活的不快樂、公婆的介入等等，一直沒有得到良好的溝通與疏解，日子就一天一天的這麼過著。直到了兩年前，因我們有養了一個可愛的獅子兔（圓圓、養九年了），牠生病了，而且也萬萬沒有想到牠就這麼的離開我們了，讓我頭一次感受到心痛的感覺，痛到呼吸困難，再也無法看見牠了。

雖然我知道靈魂永生，我知道牠會擔心我，擔心我未來過不了關卡，一直在牠的地方關注我，我很感動但又很自責讓牠擔心，因我承認我好無助，當時的我也萬萬沒想到事隔不到兩個月就要面臨婚姻的危機，而這危機就是結束了十三年的婚姻，那時的我，眞的完全被擊垮了，心痛到不行，卻還告訴自己要堅強起來，趕快找到一個地方安置好自己，告訴自己好好的上班，養活自己，別讓父母擔心我，就沒事了。

但日子又過了半年，無意間察覺身體有狀況，朋友一直催我去檢查一下，就這麼去了醫院，檢查完不到一個禮拜醫院一直打電話來，就跟公司請假自己去了醫院，當醫師告訴我乳癌時，我很冷靜，一點情緒都沒有。

離開醫院後我沒什麼感覺，直到我打給好姐妹時才哭出來，隔天我就跟公司請假三個月，但是我自己沒有想到，因治療的因素，頭髮掉了、全身沒力、半夜還會冒冷汗，如此下來我還是選擇離職。

這一段時間面臨親人的往生，另一半的分開，自己的生病，現在的我回想起來，雖然還是會想哭，但是哭完之後，自己也很感恩老天爺的眷顧，讓我有重新開始的機會，這一路上有貴人與好姐妹的陪伴，也讓我重新認識內心的自己，了解自己，重新的生活。

很感恩 MIRA 老師您兩次滿滿愛的療癒，讓我身體能量恢復、心不再痛了，感覺得到心跳的活力了，且我身體的左半邊的筋骨與靈活度恢復許多，感受到我的靈魂與肉體在一起了，這種感覺真的好奇妙，心中對老師您的感謝不知可以用什麼言語表達，我想，我就祈禱老天爺天天都給 Mira 老師滿滿愛與幸福。

期待下次再相見。

♥ ♥ ♥

## 張小姐的感想

先前已聽過 MIRA 老師來台的訊息，但當時對水晶缽沒有太多興趣，不過今年年初又再度聽到水晶缽，也在瑜伽課時聽過，剛好看到 MIRA 老師要再來台，馬上就預約。

剛到的時候很緊張，從來都沒做過水晶缽，翻譯老師很親切的詢問我想來做的原因，也和我初步聊聊，覺得緊張的心情開始舒緩下來，進入療癒室與老師見面，感覺 MIRA 老師很親切，很快地就進入水晶缽的療程，水晶缽聲一起就像是很美的和聲一樣，像樂團在演奏著美妙的音樂。接著我看到了粉色的、淡黃色的光波在流動著，像聲音的立體波型一樣很美麗，身體也開始有些感覺，胃的地方開始有些能量進入，後來頭部也像是有能量排出一樣，有股力量往頭頂去，之後心輪處也開始進入能量，覺得越來越放鬆，身體也在這些狀態後開始放鬆下來，意識與身體已經開始分離，身體很重卻感覺不到，但意識非常清晰，就像是催眠狀態一樣，感覺意識去了另一個世界。

過程中也有些畫面出現，我看到像是亞特蘭提斯人在與水晶一起工作，眼前也一直有個水晶在前方，這水晶一直到最後都在眼前出現著，也看到埃及時期的人，在過程中還有話語流入心中，告訴我，我是一個很有愛、很棒的人，我是個能帶給人訊息及能量的靈魂，是非常有愛的靈魂，要信任自己，詳細的話語沒辦法記得很清楚，但大致上說的就是信任我是有愛也願意付出的靈魂，我會很順利、幸福的生活。最後在快結束前也感覺到意識已慢慢回到身體內，手開始能動，身體也開始像是自己的，感覺水晶缽能量眞的很高頻。

療癒完後 MIRA 老師開始跟我講解她所讀到的，我一開始詢問的主題是我覺得我深處還有能量可是我卻不敢使用，接下來老師所說的就與我的問題緊密相關，她告訴我我曾在古文明亞特蘭提斯時期待過，我心中很驚訝，因爲跟我的畫面不謀而合，我當時所掌管的是與愛有相關議題的人，亞特蘭提斯的高文明到後來被人所濫用，而我很不喜歡這樣的狀況，很努力地想要去改變這狀態，但後來還是改變不了，所以我很灰心。我也曾在古文明雷姆利亞生存過，埃及也是我所存在之處，因爲埃及有兩千多年的歷史，我待了很多世，曾經擔任過解讀傳遞光訊息的祭司，也曾在埃及時受權威壓迫，但也曾壓迫過別人。MIRA 老師提到的這些前世，除了雷姆利亞我沒有特別印象外，其他的我在冥想及過去催眠狀態我都看過，但老師幫我找到我無法使用能量的過去因，並幫我療癒這部分，她告訴我能力會慢慢回來，也會越來越強大。

MIRA 老師也跟我的靈魂做了很多溝通，她說我是一個老靈魂，經過很多轉世，也帶了一些執著，例如覺得要在痛苦中、苦難中才能學會愛，從痛苦中學習到的才有價值，她都告訴我的靈魂不要再用這樣的信念生活，我值得擁有幸福，從愛中、從幸福中學習無條件的愛，這一段我心裡也是滿滿感激，我的人生並不順遂，的確我會從苦難去學習，但當她告訴我不需要這樣做時，心中眞的很認同，沒想到自己的靈魂是這樣執著在用這樣方式在學習的，但都讓它放下吧。

她也告訴我，過去做過很多助人工作，但因爲無法拯救的人而放不下，她說我以爲無法拯救的人後來都有好去處要我放下。因爲我也是從事身心靈工作，也曾經遇上這樣的難題，因爲太想幫助別人卻沒有辦法而感到失落，在老師說完這些後我彷彿卸下了重擔。近來腦海中也一直飄過要用水晶來作爲療癒的畫面，老師告訴我我很適合使用水晶，或是用意念去驅使水晶能量也可以，她也建議我可以慢慢運用自己的能量，會自己找出方法的。

這次能夠讓 MIRA 老師做水晶缽療癒眞的是非常幸福也很幸運的一件事，感覺到滿滿的能量洗刷了身體，也讓身體與心靈再度充滿能量，眞的是不虛此行，非常感謝 MIRA 老師！

## MIRA 水晶缽光源療癒心得

我是一位靈性療癒師跟天使牌卡解讀者。

MIRA 老師的療癒對我有非常重大的啓發跟意義，我在剛開始做解讀服務的時候，時常會有挫折感跟自我指責，覺得自己沒辦法當下改變或幫助個案。

但自從經歷 MIRA 的光源療癒之後，我不僅體會到無條件的愛，是不需要有恐懼跟指責的，也感受到更深的交託和信任。我的靈性體驗更進一步地加深，對於宇宙神聖意志的安排有更深的體會跟臣服。

我對於結果和榮辱不再執著，只安心做好當下的服務，剩下的路，交給上天安排，同時也信任對方靈魂，必定會用適合的節奏，自行成長跟探索。

那個改變是顯著的，我時常感到莫名的喜悅和平靜，那是從內而生的感受。

我也因爲 MIRA 的鼓勵和啓發，開啓了新的服務方式（能量療癒）。我從 MIRA 老師身上學習到喜悅、愛、分享、無條件的付出等非常美好的人格特質跟能量，她的服務，對於我個人的靈性提升，是很大的助力跟啓發。

我誠心的推薦所有願意敞開心，體驗愛與成長的朋友們，來體驗 MIRA 老師的光源療癒，那將是一場非常感動且美麗的經驗！

附錄二
# Q & A

## 1. 為什麼人要輪迴轉世這麼多次？

回答：我透過冥想看見各種景象，以我的觀點來看，主要是爲了與想見的人相遇。我們一次又一次希望見到所愛之人，想要回到熱愛的地方，想要不斷地學習，想要持續輪迴轉世，基於這股意志，我們反覆輪迴轉世。我認爲除了這股意志以外，也可能因爲因果關係而必須重返世間。

## 2. 為什麼很多人都擁有例如「雷姆利亞」或「亞特蘭提斯」之類的相同記憶？

回答：在我看來，我不認爲巨大的記憶能量分裂成好幾塊而使我們經歷不同的人生。我們擁有一股共同的記憶能量，說不定您曾經和我共同擁有相同的前世記憶。我想，這種感覺和「你和我沒有區別」＝「無我」有關。

**3. 可以透過療癒改變對方，讓對方喜歡上自己，並藉由療癒實現自己的願望嗎？**

回答：療癒能夠提供一個契機，讓您創造自己想要的未來。然而，只依靠能量卻不採取行動，就無法創造符合自己期望的未來。層層因果關係和一連串行爲造就了現在，未來亦是如此。

我能做的，就是透過療癒撫慰過往與前世的痛苦記憶，促進心靈整合。告訴大家，想要消除不斷製造痛苦的業力因果之因，就必須療癒記憶，以實際行動播下慈愛與良善行爲的種子。

我相信，整合心靈之後，能夠恢復原本的內在力量。只要保持一顆強韌的心，持續採取實際行動，便可實現許多願望。

關於改變對方一事，把注意力集中在改變對方之前，請先正視自己，讓自己獲得深度療癒，開啓改變自己的旅程。即使某人不喜歡您，也請您好好愛自己。

**4. 孩子也能接受療癒嗎？**

回答：可以，我兒子從胎兒時期就開始接受我的療癒。療癒是用無條件之愛進行撫慰，完全沒有副作用，甚至還能遠距離傳送愛的能量。

## 5. 學習療癒的人都是很特別的人嗎？或是學了療癒之後，就會變成特別的人？

回答：不，這並非特別的人才能學習的內容，學習療癒也不會讓您變得比其他人更特別。

當您從事靈性學習或相關工作時，產生「自己比其他人更優秀更特別」的想法，或遇到這種老師，這就是靈性自我（spiritual ego），是精神世界裡權威欲與控制欲的產物。這也可能源自於前世記憶，例如亞特蘭提斯或埃及，與那個時代的祭司或統治諸神的古老能量有關。

我認爲每個人都很特別，也可以說「你和我沒有任何區別。」

## 6. 我應該接受多少次療癒？

回答：請您自行決定。療癒結束後，仍要繼續生活，最好能做到自我療癒。

## 7. 哪種人適合成為「愛的光源療癒」療癒師？

回答：我認爲那些想用愛與慈愛去珍惜他人，想要療癒人們和動物的人，很適合成爲

「愛的光源療癒」療癒師。從療癒的各種觀點來看，想要深化自己的愛的人也很適合。

**8. 學習「愛的光源療癒」能讓我創業或賺錢嗎？**

回答：「愛的光源療癒」對於商業保持中立態度。中立意味著不偏頗極端，貫徹正直的理念，維持和諧。

我創辦「愛的光源療癒」的動機是用愛提升人的靈性層面，終結不斷重複的痛苦業力，透過深厚的慈愛，把痛苦的人生從根本轉變爲充滿溫柔之愛的人生。從根源進行深度療癒，與商業、人際、物質的關係自然會變得更好、更平和、更幸福。

同時，我想在您們的心中點亮愛的光輝，爲每個人帶來愛的勇氣與希望，從本質上豐富人生。

我也希望透過學習「愛的光源療癒」來培養內心成熟而溫暖的人性，我很自然地誠心祈求這個世界和全體人類獲得幸福，我一直想要悉心培育眞正光之工作者，在日常生活中也能持續向全世界發送愛與光。

附錄三

# 祈禱和平，向台灣人致謝

二〇一一年東日本大地震造成許多人罹難，當時台灣和世界各地民眾紛紛爲日本提供許多捐款和救援，向日本傳遞深厚的慈愛。我們打從心底感謝台灣和世界各地民眾，日本的小學等機構也宣揚各界幫助日本的諸多慈愛之舉。對於這份無償慈愛的感激，將長久留存在日本人的心中。

東日本大地震之後，台灣勇敢表示拒絕使用核能發電。此外，即使面臨新冠病毒疫情的艱難時刻，台灣也發揮智慧和慈愛展開行動，迅速又適當地防止疫情擴散，甚至捐贈口罩和防護衣給包含日本在內等疫情較嚴重的國家。台灣，是我尊敬的國家。

日本是唯一遭受過原子彈轟炸的國家，二〇一一年三月十一日又發生東日本大地震造成核能發電廠倒塌、輻射外洩，導致核能發電廠周遭完全無法居住。然而地震頻傳的日本至今仍無視事實，依舊仰賴核能發電，甚至在國內外興建核能發電廠。這種行爲的業力該如何化解、對未來世代的影響，令我相當痛心。我懇切希望，日本能夠改變經濟至上主義，爲了環境、地球以及後代子孫，改用可再生的安全能源，並向台灣學習，讓日本從舊有體制轉變爲嶄新世代。

我認爲大多數台灣人心裡懷著天然的慈愛，擁有正直的心靈和高度智慧，是一個德高望重的國家。無論什麼時刻，我都堅信台灣受到宇宙慈愛法則的庇護，我由衷感謝台灣。今後我也將持續向各位傳送豐沛的感謝、愛與祝福的能量！

我們的地球家庭有許多人在貧窮與戰爭等動盪、焦慮和苦難中度過。我希望與這本書相遇的人，能夠在睡前撥出一點時間，向身處困境中的人們傳送愛，祝願他們獲得幸福。

我相信，許多人的小小愛心祈禱，就能一點一滴把世界改造成一片溫柔的地方。而一顆自然而然希望所有人都能獲得幸福的溫暖心靈，會讓自己的內心朝更好的方向成長，讓世界變得更美好。

附錄四

# 特別感謝

我想感謝在人生旅途中遇見的所有人。

感謝合氣道大師傑佛瑞左智仁（Jeffrey Tzuoo）老師的協助與智慧，讓本書得以完成，並在台灣出版。

感謝出版社負責人嘉芳對於出版事宜的大力協助，眞的很謝謝您。嘉芳是一位很重要的朋友，即使我不曾寫作並出版書籍，她依然信任我，並等了我兩年才完成這本書。我由衷地感謝您。我寫這本書是希望與我相遇的人都能獲得幸福。若眞如此，就是我最大的榮幸。

台中天使能量屋的 Emma 和傑克希，假如沒有你們的愛與支持，我就無法繼續在台灣爲大家進行療癒，我衷心感謝你們長久以來的支持。

我也要感謝那些學習愛的光源療癒的人、以及信任我並接受療癒的人。

最後，我要感謝爲家人留下盈滿愛意的父親——

「非常感謝您一直無條件地愛我並支持我！」

附錄五

# 愛的光源療癒官方網站

官方網站：https://arkhe-healing.com/

〈MIRA 的台灣療癒窗口〉

＊台灣　台中～台南：天使能量屋

- 請搜尋 google 關鍵字：天使能量屋
- 官方網站：http://angelfly.com.tw/
- 臉書粉絲：https://goo.gl/jSXs68
- 部落格：https://goo.gl/HNZev0
- 營業時間：Am 13:00～Pm 21:30（星期一公休 Monday closed）
- 小屋電話：(04) 2328-5671（靈性諮詢前請先預約）

• 小屋地址：407059 台中市西屯區大容西街 147 號

• 交通方式：http://goo.gl/Uese7y

（靠近台中市政府&台中市警局）

* 台灣　台北：Joyful Living（心悅人文空間）

• 官方網站：www.joyfulliving.com.tw

* Crystal tone 水晶鉢聯絡方式：逸流空間 Serpentine Space

• 官方網站：https://www.serpentinespace.com/

## 參考文獻

（譯注：《》為日文書名暫譯，若台灣有出版該書則以楷體字加註）


- 《達賴喇嘛　般若心經入門》，第十四世達賴喇嘛，春秋社
  《達賴喇嘛談心經》，圓神
- 《致受傷的日本人》，第十四世達賴喇嘛，新潮新書
- 《達賴喇嘛與孩子們的對話》，Claudia Rinke，春秋社
- 《喜悅之書》，第十四世達賴喇嘛、Desmond Tutu，河出書房新社
  《最後一次相遇，我們只談喜悅》，天下雜誌
- 《傷害孩子大腦的父母》，友田明美，NHK 出版
  《你受的傷，大腦都知道》，世茂
- 《聲音療法的威力：為什麼聲音具有治癒力？聲音和振動的驚人治癒力》，Mitchell L. Gaynor 醫學博士，Hikaruland 出版
- 《德國振動醫學帶動的全新波動健康法》，野呂瀨民知雄，現代書林

- 《Search Inside yourself 讓工作與人生飛越式成長的谷歌正念實踐法》，Chade-Meng Tan，英治出版
  《搜尋你內心的關鍵字：Google 最熱門的自我成長課程！幫助你創造健康、快樂、成功的人生，在工作、生活上脫胎換骨！》，平安文化
- 《什麼是死亡？耶魯大學連續二十三年的熱門講座》，Shelly Kagan，文響社
  《令人著迷的生與死：耶魯大學最受歡迎的哲學課》，先覺
- 《悉達多》，Hermann Hesse，新潮文庫
  《流浪者之歌》，水牛出版社
- 《創造的進化》，Henri Bergson，筑摩學藝文庫
  《創造進化論》，北京理工大學出版社
  該書無台版，此爲簡體版中譯本
- 《最後的答案》（*La Ultima Respuesta*），Francesc Miralles，Plaza Jeans Publishing
  《消失的相對論》，野人

眾生系列 JP0187

# 愛的光源療癒——修復轉世傷痛的水晶缽冥想法


作　　者／內山美樹子 MIRA
譯　　者／洪玉珊
責任編輯／劉昱伶
業　　務／顏宏紋

總 編 輯／張嘉芳
出　　版／橡樹林文化
城邦文化事業股份有限公司
104 台北市民生東路二段 141 號 5 樓
電話：(02)2500-7696　傳真：(02)2500-1951
發　　行／英屬蓋曼群島商家庭傳媒股份有限公司城邦分公司
104 台北市中山區民生東路二段 141 號 2 樓
客服服務專線：(02)25007718；25001991
24 小時傳真專線：(02)25001990；25001991
服務時間：週一至週五上午 09:30 ～ 12:00；下午 13:30 ～ 17:00
劃撥帳號：19863813　戶名：書虫股份有限公司
讀者服務信箱：service@readingclub.com.tw
香港發行所／城邦（香港）出版集團有限公司
香港灣仔駱克道 193 號東超商業中心 1 樓
電話：(852)25086231　傳真：(852)25789337
Email: hkcite@biznetvigator.com
馬新發行所／城邦（馬新）出版集團【Cité (M) Sdn.Bhd. (458372 U)】
41, Jalan Radin Anum, Bandar Baru Sri Petaling,
57000 Kuala Lumpur, Malaysia.
電話：(603) 90578822　傳真：(603) 90576622
Email：cite@cite.com.my

內　　文／歐陽碧智
封　　面／兩棵酸梅
印　　刷／韋懋實業有限公司

初版一刷／ 2022 年 1 月
ISBN ／ 978-626-95219-6-8
定價／ 450 元

城邦讀書花園
www.cite.com.tw





國家圖書館出版品預行編目（CIP）資料

愛的光源療癒：修復轉世傷痛的水晶缽冥想法 / 內山美樹子 MIRA 著；洪玉珊譯. -- 初版. -- 臺北市：橡樹林文化，城邦文化事業股份有限公司出版：英屬蓋曼群島商家庭傳媒股份有限公司城邦分公司發行，2022.1
面；　公分. --（眾生；JP0187）
ISBN 978-626-95219-6-8（平裝）

1. 心靈療法　2. 缽

418.98　　110019966

廣 告 回 函
北區郵政管理局登記證
北 台 字 第 10158 號

郵資已付　免貼郵票

104 台北市中山區民生東路二段 141 號 5 樓

城邦文化事業股份有限公司

橡樹林出版事業部　收

請沿虛線剪下對折裝訂寄回，謝謝！

|橡|樹|林|

書名：愛的光源療癒——修復轉世傷痛的水晶缽冥想法

書號：JP0187

橡樹林文化

# 讀者回函卡

感謝您對橡樹林出版社之支持，請將您的建議提供給我們參考與改進；請別忘了給我們一些鼓勵，我們會更加努力，出版好書與您結緣。

姓名：__________ □女 □男 生日：西元__________年

Email：__________

●您從何處知道此書？

□書店 □書訊 □書評 □報紙 □廣播 □網路 □廣告 DM □親友介紹

□橡樹林電子報 □其他__________

●您以何種方式購買本書？

□誠品書店 □誠品網路書店 □金石堂書店 □金石堂網路書店

□博客來網路書店 □其他__________

●您希望我們未來出版哪一種主題的書？（可複選）

□佛法生活應用 □教理 □實修法門介紹 □大師開示 □大師傳記

□佛教圖解百科 □其他__________

●您對本書的建議：

__________

__________

__________

__________

__________

非常感謝您提供基本資料，基於行銷及個案管理或其他合於營業登記項目或章程所定業務需要之目的，家庭傳媒集團（即英屬蓋曼群商家庭傳媒股份有限公司城邦分公司、城邦文化事業股分有限公司、書虫股分有限公司、墨刻出版股分有限公司、城邦原創股分有限公司）於本集團之營運期間及地區內，將不定期以MAIL訊息發送方式，利用您的個人資料於提供讀者產品相關之消費與活動訊息，如您有依照個資法第三條或其他需服務之業務，得致電本公司客服。

我已經完全瞭解左述內容，並同意本人資料依上述範圍內使用。

__________（簽名）

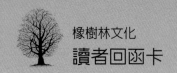